# RECHERCHES CLINIQUES

## SUR LES

# RÉTRÉCISSEMENTS DU BASSIN

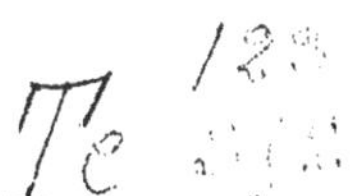

A. Parent, imprimeur de la Faculté de Médecine, rue Mr-le-Prince, 31.

# RECHERCHES CLINIQUES

## SUR LES

# RÉTRÉCISSEMENTS DU BASSIN

## BASÉES SUR 414 CAS

OBSERVÉS

A LA CLINIQUE D'ACCOUCHEMENTS DE PARIS

PENDANT SEIZE ANS.

PAR

## Le D^R G.-C. STANESCO

ÉLÈVE DES HÔPITAUX DE PARIS.

---

OUVRAGE ACCOMPAGNÉ DE 15 TABLEAUX STATISTIQUES

---

# PARIS

## ADRIEN DELAHAYE, LIBRAIRE-EDITEUR

PLACE DE L'ÉCOLE-DE-MÉDECINE.

1869

# TABLE DES MATIÈRES



ERRATUM, page 32, *lisez* § 5. Bassins viciés par obstruction.
    —    ligne 14, *lisez* Tumeurs fibreuses, *au lieu des*
    Tumeurs pelviennes.

# AVANT-PROPOS



Ayant eu l'occasion de voir pendant mon externat, dans le service de M. le professeur Depaul à la Clinique d'accouchements de Paris, un grand nombre de cas de rétrécissement du bassin, mon attention s'y est tout naturellement attachée.

Puis, en creusant un peu la question, je n'ai pas tardé à m'apercevoir qu'elle avait été traitée par des maîtres éminents, et je n'eusse certainement pas osé l'aborder moi-même si je n'avais eu la facilité de le faire par une face toute différente.

Les remarquables travaux auxquels je fais allusion, dus à des praticiens consommés, sont, en effet, basés sur leur expérience personnelle plutôt que sur des documents nombreux.

C'est une sorte de lacune que je me suis proposé de combler en mettant à profit dans ce but les richesses que M. le professeur Depaul a bien voulu mettre à ma disposition. Le nombre des observations qu'il m'a été donné de réunir sur ce sujet, leur rareté relative, l'autorité qui s'attache à la source où je les ai puisées, donneront, je l'espère, à ce travail un véritable intérêt.

Il m'a paru nécessaire d'étudier dans un premier chapitre *les causes de rétrécissement du bassin;* dans un second j'exposerai *la fréquence des degrés de ces rétrécissements* et je tâcherai d'en établir le *diagnostic,* et dans un troisième et dernier chapitre je donnerai les *indications à remplir,* tirées des conclusions de mes relevés.

Je ne saurais terminer cet avant-propos sans offrir publique-
ment mes remercîments à mon maître, M. le professeur Depaul.
C'est sous ses auspices, et par son conseil que j'ai entrepris ce
travail : l'idée mère lui appartient, et c'est encore à l'obligeance
avec laquelle il a mis à ma disposition les registres de la Clinique
que je dois d'avoir eu entre les mains les matériaux nécessaires ;
aussi est-ce à lui que je dédie ces Recherches en regrettant de
ne pouvoir mieux faire pour lui témoigner ma reconnaissance.

Enfin, je prie M. Tarnier, professeur agrégé à la Faculté,
chirurgien en chef de la Maternité, et M. Bailly, professeur
agrégé à la Faculté de médecine, qui m'ont honoré de leur
bienveillance, en même temps que j'ai profité de leurs précieux
avis, d'accepter l'expression de ma sincère et respectueuse
gratitude.

# RECHERCHES CLINIQUES

SUR LES

# RÉTRÉCISSEMENTS DU BASSIN

## BASÉES SUR 414 CAS

OBSERVÉS

A LA CLINIQUE D'ACCOUCHEMENTS DE PARIS

PENDANT SEIZE ANS.

## CHAPITRE PREMIER.

### CAUSES DES RÉTRÉCISSEMENTS DU BASSIN.

§ Ier. *Rachitisme.* — Le rachitisme est la cause la plus fréquente des rétrécissements du bassin. Sur 414 observations que nous publions, nous trouvons, en effet, 402 bassins viciés par cette maladie du tissu osseux.

M. Guérin, qui, le premier, a étudié cette maladie, conclut :

1° Que toute déformation rachitique d'une portion du squelette implique la déformation de celles qui sont placées au-dessous. Ainsi, celle de la colonne implique celle du bassin ; celle du bassin, celle des fémurs, celle des tibias et des péronés ; et la première implique la dernière.

2° Que le degré de chaque déformation est en rapport avec l'ordre de succession auquel elle est assujettie, c'est-à-dire que le degré des déformations diminue de bas en haut.

3° Que toute difformité isolée dans des portions supérieures du squelette, de la colonne par exemple, sans déformation des parties situées au-dessous, n'est point due au rachitisme. »

Ces trois propositions sont loin d'être aussi absolues que l'avance M. Guérin, car nous avons eu l'occasion de voir, dans le service de M. le professeur Depaul, des cas dans lesquels les membres inférieurs et supérieurs avaient des traces très-marquées de rachitisme, sans que le bassin fût notablement rétréci.

Les os altérés par le rachitisme conservent une épaisseur remarquable, et à travers les couches musculaires qui recouvrent la crête iliaque, il est assez facile de distinguer la difformité de sa structure. De plus, quand une femme est placée dans le décubitus dorsal, si le bassin est incliné, il sera fort aisé de le reconnaître, et, en suivant avec le doigt la saillie des apophyses épineuses lombaires, on arrivera facilement à dessiner la courbure anormale de cette région. Mais le bassin est rarement la seule partie qui ait conservé les traces de la maladie de l'enfance ; toutes les autres parties du corps présentent, à des degrés différents, des marques ineffaçables de rachitisme. La tête est généralement plus grosse ; cela tient à l'arrêt de développement des os du crâne, et le cerveau continuant à s'accroître, la boîte osseuse, avant qu'elle se constitue définitivement, est obligée d'acquérir des proportions anormales. Les bosses frontales sont surtout très-développées et bombent fortement en avant. Ce signe n'est cependant pas constant, de même que les déformations de la partie supérieure du rachis et des membres thoraciques. Ce sont en effet les points qui s'ossifient le plus rapidement, et, lorsque la maladie ne débute qu'après la réunion des points d'ossification de ces diverses parties ; il n'est pas étonnant de les trouver normalement constituées. De plus, pour que ces lésions soient bien prononcées, il faut que l'altération du système osseux se soit généralisée à une période très-avancée de la maladie.

Lorsque les bras présentent des traces de rachitisme, on peut, en suivant la courbure des os à travers les parties molles qui les recouvrent, constater : pour l'humérus, une courbure à peu près constante, située « un peu au-dessous de sa partie moyenne et présentant une courbure à convexité dirigée en dehors, ou en dedans et en avant, et quelquefois directement en avant. »

Quant à l'avant-bras, « il se fléchit généralement d'arrière en avant, du côté dorsal ou du côté palmaire. » On admet, comme cause de cette déformation, le poids de l'avant-bras que l'humérus supporte lorsque le bras est élevé et l'action musculaire. Pour expliquer la forme adoptée par l'avant-bras, on fait remarquer la prédominance d'action des muscles fléchisseurs sur les extenseurs.

Mais le point qui doit surtout nous occuper, celui qui est fécond en indications, c'est l'étude des altérations présentées par les membres inférieurs. Le rapport pathologique qui existe entre le bassin et les membres abdominaux est facile à saisir. Ces parties ne s'ossifient que fort tard, et la réunion des points d'ossification n'a lieu qu'au développement complet. Le rachitisme survenant pendant l'enfance, c'est-à-dire au moment où les os du bassin et des membres abdominaux sont en état de formation, imprimera facilement son cachet sur cette partie du squelette. De plus, si une fracture ou une courbure exagérée produite par un état particulier (chute, action musculaire) produit la claudication, le centre de gravité du poids du corps venant à changer, les os du bassin, ramollis par la maladie, éprouveront une torsion, une inclinaison facile d'un côté, dont la cause primitive résidera dans l'altération du membre correspondant.

Quand on examine avec soin les jambes d'une femme rachitique, on peut constater que le fémur présente une exagération de toutes ses courbures naturelles. « Le col devient horizontal, le grand trochanter est dirigé en arrière, la diaphyse décrit une grande courbure à convexité antérieure ou antéro-externe, qui peut être aussi complétement tournée en dehors. Cette situation de la tête fémorale, et l'obliquité augmentée de la partie supérieure de la diaphyse forcent le bassin de s'incliner en avant; le sacrum se relève en arrière : de là cette conformation en croupe, cette ensellure lombaire que l'on remarque sur les sujets atteints de cette maladie. » Ajoutons à cette description que la femme qui présente cette conformation a une marche toute particulière : la partie inférieure de l'abdomen s'avance d'autant plus quand elle est enceinte, la partie supérieure et postérieure du thorax est rejetée en arrière, le point d'appui est pris dans cette position sur les muscles abdominaux antérieurs ; enfin, la marche présente ce cachet particulier qui l'a fait comparer à celle du canard.

Outre l'action musculaire qui a été invoquée pour expliquer ces diverses anomalies, il faut tenir compte du poids du corps qui repose en entier sur les membres abdominaux. Les courbures naturelles des os sont facilement exagérées lorsque le tissu osseux est ramolli par le rachitisme, et cela se produit d'autant plus facilement que, dans le premier âge, les parents étonnés de ne pas voir marcher facilement leur enfant font tous leurs efforts pour les aider à se tenir debout, ne se doutant pas qu'ils augmentent ainsi les difformités déjà ineffaçables dont leurs jeunes membres sont affectés.

Hâtons-nous de dire qu'il peut arriver des cas, très-rares à la vérité, où les altérations du bassin ne se traduisent que faiblement, quelquefois même pas du tout à l'extérieur.

Ces cas se produisent lorsque la troisième période de la maladie, venant à se succéder à la première, la densité de l'os se rétablit. Les courbures sont alors très-légères, elles peuvent même disparaître complétement à mesure que reprend le travail de l'ostéose. Il ne reste alors, comme signe extérieur, que des membres petits, quoique bien conformés ; cela tient simplement à l'arrêt de développement. Cette cause, qui n'a pas produit de déformation des membres, a suffi pour rendre anormales les dimensions du bassin.

On admet généralement trois périodes dans le rachitisme :

*Première période.* Est caractérisée par la raréfaction du tissu osseux déjà formé. Dans un os incomplétement développé, il se produit quelque chose d'analogue à ce que l'on observe dans les os des vieillards : les lamelles du tissu spongieux disparaissent, se transforment dans une sorte de bouillie gélatiniforme qui envahit les aréoles. Il y a prédominance des éléments organiques dans les os longs, la marche incessante du corps vers les extrémités épiphysaires est arrêtée, suspendue par un état spécial que le cartilage d'ossification revêt sous l'influence de la maladie. Cette période constitue ce que l'on nomme dans le vulgaire des nodosités, et l'enfant malade est dit noué.

*Deuxième période.* L'os s'épaissit; et cela se constate plus facilement dans les os plats, comme l'omoplate et l'os iliaque, que dans les os longs. Ils sont plus souples et non pas peut-être plus fragiles; ils se courbent facilement et une chute, un coup, un effort violent, peuvent leur donner une forme, une courbure exagérée. Il peut également en résulter une fracture complète ou incomplète, mais il ne faudrait pas confondre avec cet état les exemples d'enfants qui, à leur naissance, présentent des points d'ossification disséminés dans tout le squelette, sans apparence de continuité, comme celui que M. le professeur Depaul nous a fait voir cette année, et celui dont il a fait le sujet d'une communication importante à l'Académie en l'année 1851.

La *troisième période*, dite aussi période d'éburnation, est en quelque sorte la guérison de la maladie. Le travail d'ossification reprend de nouveau, mais avec une intensité toute spéciale, et l'os de nouvelle formation présente des caractères tels qu'on l'a comparé à l'ivoire ou bien à celui qui résulte du cal. Toutefois, la forme qui a été donnée pendant la deuxième période subsiste; les courbures ne s'effacent plus, si ce n'est quelques difformités, ce qui est encore rare.

Examinons, après ces données générales, quels caractères présente le bassin qui s'est développé pendant l'invasion de la maladie. C'est le squelette que nous allons d'abord passer en revue, puis nous verrons à quels signes extérieurs il est facile de reconnaître un bassin rachitique sur le vivant.

Dans sa révision de l'ouvrage de Cazeaux, M. Tarnier admet que le bassin peut être vicié de deux façons différentes : 1° par déformation des os; 2° par arrêt de développement. Ceci posé, il considère que le bassin rachitique présente comme caractères frappants :

1° Diminution du diamètre antéro-postérieur, ainsi que du diamètre oblique.

2° La courbure du sacrum est diminuée.

3° Les diamètres du détroit inférieur sont, pour la plupart, normaux, et dans certains cas, le diamètre transversal est plus grand.

4° L'angle formé par l'arcade pubienne est élargi.

Nous allons voir une à une ces quatre propositions, et nous tâcherons d'expliquer par quel mécanisme le canal pelvien peut présenter de telles difformités.

*1re proposition.* — Le bassin étant considéré comme un cercle osseux, supportant d'un côté une force représentée par le poids des parties supérieures, s'appuie dans sa moitié inférieure sur les membres abdominaux, qui peuvent simuler deux forces latérales opposées à la première.

Par suite du ramollissement des os, les parties latérales du bassin, qui doivent transmettre la première force aux deux autres, c'est-à-dire le poids du corps aux deux cavités cotyloïdes, cèdent et s'affaissent.

Le sacrum s'incline en avant, en entraînant avec lui l'articulation sacro-iliaque de chaque côté : or la base seule du sacrum est intéressée dans ce mouvement, ce qui le fait basculer en avant, laissant sa pointe en place ou la repoussant même quelquefois en arrière.

Les membres abdominaux, lorsqu'ils font chacun une résistance égale, n'impliquent aucune déformation de leur côté si la partie de l'os coxal contre laquelle ils s'appuient n'a pas été envahie d'une manière aussi complète par la maladie.

Le bassin présente alors un aplatissement postérieur avec

une projection de la base du sacrum en avant. Il est facile de voir que dans ce cas le diamètre antéro-postérieur, ainsi que les diamètres obliques, ont perdu de leur étendue ; et l'on pourrait croire que le diamètre transversal est augmenté. Il n'en est rien généralement parce que l'arrêt de développement réduit ensuite le bassin dans tous les sens.

La régularité de cette déformation est rare, d'abord parce que les membres inférieurs offrent souvent une résistance inégale lorsque l'un est par exemple plus violemment atteint par le rachitisme, ou bien lorsque l'habitude d'une position du malade fait porter le poids d'un côté plutôt que d'un autre, ou enfin, lorsque l'altération de la forme du bassin est précédée par une déviation primitive de la colonne lombaire qui représente la tige de transmission du poids du corps. Cela est très-fréquent. Supposons par exemple que les vertèbres lombaires présentent une courbure du côté gauche, ou bien que le malade s'appuie plus souvent de ce côté, ou enfin que, dans la position assise, l'ischion gauche supporte plus fréquemment le poids du côté droit ; le centre de gravité change et s'incline de ce côté-ci ; la base du sacrum, pour les mêmes raisons, s'incline du côté gauche et en avant, tandis que sa pointe est portée à droite et en arrière. L'os coxal gauche sera pour ainsi dire enroulé sur lui-même, pendant que celui du côté droit verra sa courbure redressée et la symphyse sacro-iliaque droite portée en avant vers la symphyse pubienne. Il résultera de cette disposition une diminution dans l'étendue du diamètre antéro-postérieur qui aura pris une situation oblique, ainsi que dans les diamètres obliques dont l'un sera presque devenu antéro-postérieur. Cette forme se rapproche de celle du bassin oblique ovalaire décrit par Naegele, mais nous verrons plus loin qu'il ne saurait cependant pas y avoir de confusion.

Si les cavités cotyloïdes, ramollies comme les autres points de l'os coxal, cèdent sous la pression des fémurs, et si le sacrum, de son côté, projette en avant, alors la partie avoisinante et supérieure de ces cavités (c'est-à-dire la branche horizontale des pubis) se porte en dedans du bassin, tandis que l'axe du détroit supérieur peut se comparer à l'ouverture d'un chapeau à trois cornes ou à une feuille de trèfle.

Chaque côté du bassin, au lieu de présenter une ligne courbe régulière, à concavité interne, présente une courbure à la fois concave postérieurement, et convexe antérieurement. C'est-à-dire que la ligne innominée et les parties qui la continuent en avant et en arrière figurent un *S* italique.

Cette forme, comme nous le verrons, est surtout celle du bassin atteint d'ostéomalacie. Les diamètres obliques sont encore diminués, et le diamètre antéro-postérieur a également perdu de son étendue, d'autant que la partie antérieure, qui présente un rapprochement considérable des deux corps des pubis, ne permet le passage d'aucun corps volumineux, souvent même est-il difficile d'y introduire le doigt.

Enfin l'on a encore décrit le bassin en huit de chiffre. Le sacrum est porté en avant, et la symphyse pubienne s'enfonce dans l'intérieur de l'excavation. Cette disposition, fort rare, est assez difficile à expliquer. La projection du sacrum en avant se fait dans les mêmes conditions que précédemment, mais on ne peut invoquer, pour expliquer l'enfoncement de la symphyse pubienne, la résistance des membres inférieurs. Ceux-ci, en effet, prennent leur point d'appui sur la ceinture osseuse du bassin postérieurement à cette articulation. Qu'ils l'entraînent avec eux lorsque les parties latérales cèdent, cela se conçoit ; mais ils ne sauraient lui imprimer le mouvement en dedans qui a été remarqué. Force donc est d'admettre qu'après la projection de la base du sacrum en avant, le centre de gravité du corps étant porté en arrière, le malade, pour résister à la force qui l'entraînerait à la renverse, a cherché un point fixe dans les muscles de la paroi abdominale et surtout dans le grand droit, dont l'action est d'attirer à lui la symphyse pubienne, et par conséquent de l'enfoncer dans le bassin. Encore avait-il à lutter contre des muscles puissants de la cuisse tels que les adducteurs.

2ᵉ *Proposition*. — Nous avons supposé dans tout ce qui précède le sacrum se déplaçant en entier et conservant rectiligne son diamètre vertical. Ainsi, lorsque la base était entraînée en avant soit directement, soit d'une manière oblique, nous avons considéré que la pointe, participant au même mouvement, était portée en arrière, soit en restant dans le plan antéro-postérieur, soit en s'inclinant du côté opposé à la base dans un même plan antéro-latéral. Ce mouvement n'a pas toujours lieu, et, lorsque le sacrum est ramolli par le rachitisme, il s'affaisse sur lui-même, la base tend à se rapprocher de la pointe et la courbure se trouve ainsi diminuée, tout en augmentant la concavité antérieure de l'os. Cet état est encore favorisé dans le cas de rachitisme du sacrum par les points d'attache que les muscles du périnée prennent sur la pointe du coccyx, maintenant ainsi cet os, pendant que la base du sacrum est portée en avant, comme nous l'avons déjà dit.

3° *Proposition*. — La troisième proposition est ainsi conçue : « Les diamètres du détroit inférieur sont pour la plupart normaux, et, dans un certain cas, le diamètre transversal est plus grand. »

On peut joindre à cette proposition la quatrième : « L'angle formé par l'arcade pubienne est élargi. » En effet, on ne saurait admettre que les dimensions de l'arcade pubienne soient augmentées sans un accroissement du diamètre bis-ischiatique, dont les deux extrémités forment, comme nous le savons, les deux angles de la base du triangle représenté par l'arcade des pubis.

Généralement, le détroit inférieur conserve ses dimensions normales, et cela est facile à comprendre. Cette partie de l'enceinte osseuse du bassin se trouve placée en dehors des points d'application des forces qui tendent à déformer le détroit supérieur. Le poids des parties supérieures du corps s'appuie sur l'angle sacro-vertébral, et les forces de résistance des membres inférieurs aboutissent aux cavités cotyloïdes, trois points situés au-dessus de l'aire du détroit inférieur.

Nous avons vu que, dans le déplacement du sacrum, le sommet de cet os suit, le plus souvent, le mouvement imprimé à la totalité, et par conséquent tend plutôt à augmenter qu'à diminuer le diamètre antéro-postérieur du détroit inférieur. Lorsque ce mouvement n'a pas lieu, comme dans le cas d'affaissement du sacrum sur lui-même, le coccyx reste en place et le diamètre coccy-pubien n'a pas changé.

Pour le diamètre transversal ou bis-ischiatique, n'oublions pas que le rachitisme se déclare ordinairement à une époque antérieure à la fusion du pubis, ischion et ilion. Or, la pression exercée par les têtes fémorales dans le fond de la cavité cotyloïde s'exerce sur l'extrémité supérieure de l'ischion, et fait basculer légèrement cet os, comme cela a lieu pour le sacrum. Si donc la partie postérieure de la cavité cotyloïde est déjetée dans l'intérieur du bassin, la tubérosité ischiatique se relève en dehors, et ce mouvement est favorisé par le muscle obturateur interne, dont la portion réfléchie devient verticale de bas en haut et tend à redresser sa direction totale, en relevant la partie de l'ischion contre laquelle il glisse comme sur une poulie. Si ce mouvement a lieu, on comprend que les deux branches ischio-pubiennes sont entraînées, et que, par conséquent, l'arcade pubienne dont les deux côtés se dirigent alors plus directement en dehors se trouve augmentée. Nous verrons combien cette disposition de l'arcade pubienne est exagérée dans les cas de luxations coxo-fémorales.

Quant aux diamètres obliques, ils conservent presque toujours leurs dimensions, car leurs extrémités éprouvent des déplacements très-modérés au milieu des déformations dont nous venons de retracer l'histoire. Cependant, dans le cas d'un bassin qui aurait pris cette forme que l'on a désignée sous le nom de trilobée ou en feuille de trèfle, le détroit inférieur ne reste pas normal. Le rapprochement des corps des pubis, qui deviennent parallèles dans une direction antéro-postérieure, provoque le déplacement en dedans des deux branches ischio-pubiennes, déplacement favorisé par la pression exercée par la tête du fémur. L'ischion, entraîné par ses deux extrémités ne bascule plus en dehors, et l'arcade pubienne se trouve notablement diminuée; aussi voyons-nous les diamètres obliques et le diamètre transversal devenir beaucoup plus petits et l'aire du détroit inférieur considérablement diminuée, surtout si ce mouvement coïncide, ce qui est fréquent, avec un affaissement du sacrum.

Ajoutons encore que l'on doit prendre en considération l'arrêt de développement dont tous les os sont frappés dans le rachitisme, et nous aurons énuméré toutes les causes qui concourent à la déformation de l'enceinte pelvienne.


§ II. — L'*ostéomalacie*, qui est le ramollissement du tissu osseux arrivé à son complet développement, est donc un état régressif, bien différente en cela du rachitisme, qui consiste au contraire en un véritable arrêt de développement.

Sur les 414 observations analysées par nous à l'hôpital des Cliniques, nous n'en avons rencontré qu'un seul cas. La femme qui présentait cette curieuse altération du système osseux a dû subir l'opération césarienne; c'est dire toute l'importance qu'elle présente, soit au point de vue du diagnostic, soit surtout à celui du pronostic.

On a noté un grand nombre de causes : l'hérédité, les mauvaises conditions hygiéniques, la constitution, le mode d'alimentation.

Sans nier complétement leur action, il convient de ne leur accorder qu'une influence très-secondaire.

*Age.* — C'est de 25 à 45 ans, c'est-à-dire dans la période d'activité des organes génitaux, qu'on a le plus souvent constaté l'ostéomalacie.

*Sexe.* — Le sexe féminin a présenté également un plus grand nombre de cas, dans la proportion de 20 femmes contre 1 homme.

Il est une cause dont l'action est incontestable : nous voulons parler des grossesses répétées.

On concevra facilement comment la grossesse peut être une cause d'ostéomalacie. Toute circonstance, en effet, qui augmente la circulation amène une résorption proportionnelle des parties solides des os, et, s'il existe en même temps un obstacle qui empêche les os de reprendre la quantité de parties solides qui leur est nécessaire, ils reviennent peu à peu à un état de mollesse et de flexibilité analogue à celui qu'ils possédaient dans la période embryonnaire.

Or, comme dans la grossesse la circulation du bassin s'accroît considérablement, il n'est pas étonnant que l'ostéomalacie se déclare et affecte de préférence les os du bassin.

Pour que l'ostéomalacie se déclare, il faut que la résorption des parties solides dépasse une certaine limite. C'est ainsi que les grossesses, répétées à de courts intervalles, ne laissant pas aux os le temps de se régénérer, amènent l'ostéomalacie.

On a vu cependant l'ostéomalacie se déclarer dans le courant d'une grossesse qui, commencée dans les meilleures conditions de conformation du bassin, nécessitait à la fin l'opération césarienne.

Les malades maigrissent, la peau devient jaunâtre ; ils ont l'aspect d'une vieillesse anticipée.

Puis surviennent des douleurs vagues, mal caractérisées, erratiques, généralement modérées, parfois lancinantes, semblables à des douleurs rhumatismales.

Ces douleurs peuvent diminuer sans que la maladie soit atténuée pour cela.

La marche du malade est chancelante ; la région sacrée est le siége de douleurs qui s'étendent vers le dos, entre les deux épaules, et s'irradient dans les cuisses et les jambes.

« Quand les extrémités inférieures, dit M. Collineau, sont normales et que le tronc est déformé, on remarque une incurvation notable de la colonne vertébrale ; les vertèbres cervicales s'appuient sur la fourchette du sternum ; la tête, violemment fléchie, s'appuie sur la poitrine, les vertèbres dorsales forment une énorme convexité en arrière, tandis qu'une concavité très-marquée se remarque près du sacrum. Le sternum fait saillie en avant; les côtes sont imbriquées les unes sur les autres; la portion latérale du thorax n'est pas aussi rétrécie que dans le rachitisme. On ne rencontre pas dans les déformations de l'ostéomalacie cette disposition du thorax à laquelle on a donné le nom de *poitrine de poule.* »

Lorsque l'affection est généralisée, l'individu ressemble à une masse informe, et les os sont réduits à une sorte de bouillie.

Ces données nous suffiront pour étudier maintenant les différents phénomènes de la grossesse chez les femmes ostéomalaciques.

*Mécanisme des déformations.* — Supposons, dit M. Collineau, les os iliaques flexibles, ramollis par l'ostéomalacie et ayant échappé à toute déformation. Mettons ces os iliaques dans les conditions ordinaires de la vie.

Que va-t-il se passer?

1° La tête de chaque fémur produira une pression dirigée d'avant en arrière et de dehors en dedans, dont le résultat sera de pousser vers la ligne médiane le fond des cavités cotyloïdes, et de rapprocher l'un de l'autre les deux ischions?

2° Les muscles psoas-iliaques qui passent sur les branches horizontales du pubis, qui s'en servent comme d'une poulie de renvoi pour rendre plus sûres leurs contractions si énergiques par elles-mêmes, qui exercent sur ces parties osseuses une pression permanente, porteront les branches horizontales des pubis en arrière et en dedans, de telle façon qu'elles feront un angle saillant vers l'axe du bassin. Cette déformation entraînera les corps du pubis qui, au lieu de regarder en avant, regarderont à droite et à gauche et dont l'ensemble formera une sorte de bec.

3° Pendant ce temps-là les épines iliaques antérieures et supérieures seront rapprochées de la ligne médiane par l'action des muscles couturiers.

4° La courbure naturelle des crètes iliaques s'exagérera; elles se replieront sur elles-mêmes.

5° La concavité du sacrum sera augmentée et par la pression exercée sur son axe par le poids du corps, et parce que l'ensellure de la région lombaire projettera sa base en avant, et on aura le type des ostéomalaciés.

Les altérations du bassin peuvent être isolées ; mais, si la colonne vertébrale, comme cela se voit souvent, vient en même temps à se ramollir et à se déformer, le bassin présentera en outre des déviations qui lui seront propres.

Ainsi, si l'on veut s'exagérer la convexité de la région dorsale, la concavité de la région lombaire s'exagérera également. — De là résultera une projection du bassin en arrière et en haut. L'angle formé par les plans de ses détroits et un plan horizontal sera plus ouvert en avant qu'il ne l'est normalement.

« Si, de plus, dit M. Collineau, la colonne vertébrale s'infléchit suivant la légère courbure dont la convexité regarde à droite, qu'elle présente physiologiquement sa région lombaire, qui se trouve à l'extrémité inférieure de la courbure latérale à convexité droite dont nous parlons, elle sera déviée de la ligne médiane et projetée, par compensation, à gauche et un peu en haut. Mais la base du sacrum sera entraînée dans cette déviation; elle deviendra oblique de droite à gauche et de bas en haut, au lieu d'être horizontale, et les os iliaques auxquels le sacrum est largement articulé seront portés, l'un en haut, l'autre en bas. De cette sorte, le plan transversal du bassin, au lieu d'être horizontal, sera oblique; et son axe, au lieu de rester sur la ligne médiane, se trouvera porté d'un côté ou de l'autre. »

Nous dirons pour terminer que les influences qui agissent sur le bassin dans l'ostéomalacie sont de deux sortes : les unes, intrinsèques et subordonnés au degré de ramollissement des os pelviens, qui auront pour action de rétrécir cet organe ; les autres, extrinsèques, sous la dépendance d'autres lésions du squelette, et ayant pour résultat des phénomènes de déviation seulement.

*Caractères du bassin ostéomalacié.* — M. Depaul a bien voulu mettre à notre disposition la pièce relative au cas d'ostéomalacie qui fait l'objet de notre 1re observation d'opération césarienne. Aussi nous ne saurions mieux faire pour décrire les altérations du pelvis dans cette maladie que de noter succinctement l'état des différentes parties du bassin que nous avons en ce moment sous les yeux. Le sacrum est fortement porté en avant dans l'excavation et de plus affaissé sur lui-même, de sorte que la distance qui sépare la base du sommet est considérablement diminuée. Les cavités cotyloïdes font de leur côté saillie dans l'intérieur du bassin. Ayant entraîné avec elles la branche iléo-pubienne, les diamètres sacro-cotyloïdiens n'ont qu'une étendue extrêmement faible. Par suite de cette disposition, le corps des pubis se sont rapprochés comme pour s'accoler l'un à l'autre par leur face interne, formant ainsi un bec en avant du bassin et permettant à peine le passage de l'indicateur entre les parties ainsi déformées. Il va sans dire que les branches ischio-pubiennes ont suivi le même mouvement et que l'arcade qu'elles limitent participe à la diminution générale de capacité qui a frappé l'enceinte pelvienne; les fosses iliaques présentent une gouttière dirigée d'arrière en avant, de haut en bas et de dehors en dedans, gouttière qui va en se rétrécissant en bas et que M. Depaul a justement comparée à un cornet d'oublies. Pour ne rien omettre, ajoutons que les fémurs sciés au milieu de leur diaphyse présentent une cavité médullaire très-augmentée; la couche de tissu compacte est en conséquence fort mince, mais on ne remarque ni courbure ni fracture. L'aspect général des os de ce bassin ne présente pas cette teinte rouge vineuse notée dans tous les auteurs; mais on peut d'un autre côté voir cette particularité dans une autre pièce de la collection de M. Depaul, pièce provenant d'une femme accouchée à la Maternité.

Il n'est pas difficile d'expliquer ces différents changements qui portent à la fois sur le détroit supérieur, sur l'excavation et sur le détroit inférieur. Les os iliaques, étant ramollis, se sont courbés sous l'effort des deux forces inverses qui agissent sur eux : le poids du corps supérieurement, et la résistance offerte par les membres abdominaux. Aussi les points de transmission de ces forces ont-ils marché à la rencontre les uns des autres, et les deux têtes fémorales se sont considérablement rapprochées de l'angle sacro-vertébral qui, de son côté, a fait un mouvement vers les parties inférieures. L'aspect général du détroit supérieur est comparable à une feuille de trèfle ou à un chapeau tricorne, comme nous l'avons déjà vu dans un bassin rachitique ; mais dans le bassin ostéomalacique toutes les parties participent à la déformation. Les os sont tous soudés au moment de l'apparition de la maladie, de plus, les attaches musculaires sont puissantes ; aussi, nous ne voyons pas, comme dans le rachitisme, la pointe du coccyx se relever en arrière et les tubérosités ischiatiques basculer en dehors. Le mouvement en dedans imprimé aux os par les forces opposées est perçu et exécuté par la totalité de l'os, et l'on a vu des cas où ce mouvement ne s'arrêtait que lorsque l'enceinte osseuse était complétement fermée, c'est-à-dire lorsque les cavités cotyloïdes étaient venues s'appliquer contre l'angle sacro-vertébral.

Nous ne croyons pas nécessaire de nous étendre davantage sur ce sujet. Nous conclurons en disant avec M. Depaul :

« 1° Tous les diamètres du détroit supérieur sont considérablement raccourcis.

2° Il en est de même de ceux de l'excavation, à l'exception peut-être du diamètre antéro-postérieur qui, rigoureusement, peut avoir conservé sa longueur, mais dans un espace si étroit, qu'en réalité il n'indique pas que cette partie du bassin offre une ouverture libre susceptible d'être mise à profit dans l'accouchement.

3° Tous les diamètres du détroit périnéal sont pareillement diminués, mais le coccyx pubien a un moindre degré que les autres.

4° L'espace qui sépare l'une de l'autre les deux épines iliaques antéro-supérieures est moindre qu'à l'état normal et inférieur aussi à celui qui sépare le milieu des deux crêtes iliaques.

5° La hauteur de la symphyse pubienne est augmentée et la concavité du sacrum est remplacée par une gouttière transversale profonde, résultant de la flexion de cet os à angle aigu.

6° Les branches de l'arcade pubienne sont rapprochées parfois jusqu'au contact, et transforment ainsi cette arcade en une sorte de scissure profonde.

7° Le bassin, dans son ensemble, est très-anguleux, irrégulier, comme chiffonné, et ses os, assez développés pour reconstituer un bassin normal, si par la pensée on supprimait ses déformations, présentent une épaisseur ordinaire ou exagérée ainsi qu'un aspect jaunâtre et huileux tout particulier.

8° Enfin, l'ostéomalacie ayant une marche inégale, saccadée et ordinairement très-lente, le canal pelvien reste parfois assez flexible au moment de l'accouchement pour permettre au fœtus de redresser les déviations sur son passage, et d'être expulsé heureusement, soit d'une manière spontanée, soit plus souvent à l'aide du forceps. »

M. Kilian admet quatre périodes dans le ramollissement des os.

Dans la première, les os diminuent de poids. Pris en masse, ils se courbent.

Dans la deuxième, qui arrive de bonne heure, les os sont notablement ramollis. Le bassin se déforme et l'altération porte surtout sur les branches des pubis qui font un coude vers l'axe du bassin.

Dans la troisième, les symptômes précédents s'aggravent, les os pelviens sont rouges et les espaces médullaires agrandis. Ils se coupent aisément avec le scalpel.

Enfin, c'est dans la quatrième que l'on observe cette extrême dilatabilité du bassin qui permet à des fœtus volumineux de passer au travers de bassins aussi rétrécis. Tel est le cas présenté par la femme qui fait l'objet de notre 1re observation. Lors de son avant-dernier accouchement, le bassin ostéomalacié s'était dilaté au moment de l'accouchement, pour donner passage au fœtus. Tout s'était passé pour le mieux ; mais le bassin s'étant consolidé par la suite, le dernier accouchement ne put se faire et eut la terminaison funeste que nous avons relatée.

La durée de l'ostéomalacie est extrêmement variable. Elle peut se prolonger pendant plusieurs années, de même qu'elle peut parcourir toutes ses périodes dans l'espace d'une seule grossesse.

Quant à la terminaison, elle est presque toujours fatale et jusqu'ici la science n'a pu opposer aucune digue à l'envahissement toujours croissant de la maladie.

§ III. *Luxations coxo-fémorales.* — Nous avons, dans nos tableaux, quatre observations ayant présenté un vice de conformation du bassin, par suite de luxation de la tête du fémur. On voit donc que cette cause n'est pas très-fréquente, puisque, sur 414 cas de rétrécissements pelviens, nous ne la rencontrons que quatre fois.

Dans les luxations coxo-fémorales, il faut considérer les cas de luxation simple ou d'un seul côté, et celui de luxation double ou des deux côtés. Lorsque la luxation ne porte que sur un fémur, les altérations sont surtout manifestes sur la partie du bassin qui répond au côté luxé. Comme, du reste, toutes ces lésions sont à peu près semblables dans tous les cas de luxation simple congénitale, nous ne saurions mieux faire, pour en donner une idée, que de décrire le bassin de la femme inscrite sous le n° 8 de notre tableau de l'accouchement prématuré, et qui succomba pendant une épidémie de fièvre puerpérale.

Le côté gauche est luxé, l'os iliaque de ce côté présente une minceur, une gracilité remarquable, il est atrophié surtout dans toute sa partie supérieure. La fosse iliaque interne est peu prononcée, car l'os coxal ne s'incline pas en dehors, comme cela se voit à l'état normal ; mais il est au contraire redressé, et la crête iliaque présente une ténuité extraordinaire, en raison des insertions musculaires qu'elle a à supporter. La cavité cotyloïde est en partie comblée par un tissu fibreux assez résistant, et la. tête du fémur s'est creusée une loge derrière l'épine iliaque antérieure et inférieure. La tubérosité ischiatique du même côté est relevée, et fortement dirigée en dehors, de sorte que l'arcade pubienne a perdu sa symétrie. Enfin, la base du sacrum est légèrement inclinée du côté gauche, et la pointe du coccyx est attirée du même côté. Si l'on se représente actuellement le bassin placé sur les deux membres inférieurs appuyés à terre, de façon qu'une même ligne horizontale passe par les deux têtes fémorales, on voit qu'il est incliné du côté gauche ; que le sacrum n'est plus dans un plan antéro-postérieur, non plus que la symphyse pubienne qui se dirige de haut en bas et de gauche à droite. La saillie que devrait faire en avant le côté gauche du bassin, par suite du rejet en arrière de la tête du fémur, est à peine appréciable, à cause du moindre développement de l'os iliaque de ce côté. Notons encore que la courbe de la ligne innominée du côté sain est légèrement redressée.

Dans sa thèse inaugurale, M. Chanoine a traduit ces diverses altérations par les douze propositions suivantes :

1° Le bassin incliné plus ou moins du côté luxé ; le centre du mouvement d'inclinaison est placé à la tête fémorale du côté sain ;

2° La symétrie du bassin est altérée ;

3° Atrophie et gracilité de l'os coxal du côté luxé ;

4° Redressement de son aile iliaque ;

5° Projection en dehors de la tubérosité ischiatique ;

6° Défaut de symétrie de l'arcade sous-pubienne par l'allongement de la branche appartenant au côté luxé ;

7° La symphyse pubienne n'est plus verticale, ne se trouve plus dans le plan passant par le milieu de la face antérieure du sacrum ;

8° Le sacrum n'est pas altéré, sauf sa base, qui est un peu inclinée du côté luxé par la pression de la colonne vertébrale;

9° Le coccyx est dévié de la ligne droite ;

10° L'os coxal du côté sain a son développement normal;

11° La courbure est anormale et tend à devenir ligne droite ;

12° La courbure du détroit supérieur formé par l'os coxal du côté luxé est normale.

Il est facile de se rendre compte de ces diverses déformations. La tête fémorale, sortant de sa cavité de réception, glisse sur la partie supérieure, et n'est arrêtée dans son mouvement que par le relief de la fosse iliaque externe, par les parties molles qui la recouvrent, par les débris de la capsule articulaire qui restent attachés au fémur et par les muscles pelvi-trochantériens (jumeaux obturateurs....). L'équilibre des parties supérieures est rompu, et le tronc s'incline du côté luxé; mais, pour se maintenir, le malade porte de l'autre côté son centre de gravité, et les muscles qui s'insèrent à la crête iliaque du côté malade sont fortement tendus. Cette action, ajoutée à la pression qu'exerce en dehors la tête fémorale, tend à redresser la partie supérieure de l'os des îles, qui devient alors plus verticale. Ce n'est pas tout, les muscles déplacés entraînent d'autres difformités. Ainsi les muscles jumeaux, obturateurs internes, tirés directement en haut par leurs insertions sur le fémur, entraînent avec eux la tubérosité ischiatique, sur laquelle ils s'insèrent par leur autre extrémité, ou sur laquelle ils s'appuient. Cette partie osseuse, reliée au coccyx par d'autres muscles, communique son mouvement à ce dernier os, et voici comment : l'arcade pubienne se trouve agrandie et le coccyx dévié du plan antéro-postérieur. L'inclinaison du bassin suffit pour expliquer l'obliquité de la symphyse pubienne et de la base du sacrum, d'où résulte une diminution notable du diamètre antéro-postérieur du détroit supérieur et surtout du diamètre sacro-cotyloïdien du côté sain par suite du redressement de la courbure du détroit supérieur ; mais ces déformations sont encore bien plus accusées lorsque la luxation coxo-fémorale succède à un état pathologique, tel que la coxalgie, comme nous en avons un cas dans notre résumé.

La luxation coxo-fémorale peut être double, et nous allons décrire un deuxième bassin faisant également partie de la collection de M. Depaul, et qui provient d'une femme qui est accouchée spontanément, mais qui fut enlevée par la fièvre puerpérale.

Dans ce bassin on retrouve des deux côtés les lésions que nous avons signalées pour un seul côté dans le cas précédent. Les deux os iliaques sont comme atrophiés, grêles, et leurs ailes légèrement redressées. Les deux têtes fémorales se sont logées au-dessus des cavités cotyloïdes, en arrière des épines iliaques antéro-inférieures ; les tubérosités sciatiques sont fortement rejetées en dehors, ayant entraîné avec elles les branches ischio-pubiennes, de sorte que l'arcade pubienne est considérablement augmentée. L'angle sacro-vertébral proémine en avant et le coccyx s'avance dans la même direction en présentant une pointe saillante dans l'intérieur de l'excavation. Ajoutons que la hauteur générale du bassin est diminuée, mais que la plupart de ses diamètres sont normaux, quelques-uns même, tels que le bis-ischiatique, sont agrandis. Mais le fait principal de cette déformation est l'inclinaison en avant du bassin qui a basculé sur l'axe passant par les deux têtes fémorales rejetées en arrière de leur point d'appui normal. Cette inclinaison, qui n'est pas très-exagérée sur le bassin que nous décrivons en ce moment, peut quelquefois être portée très-loin et constitue en réalité le principal obstacle à l'accouchement. On a vu en effet des bassins présentant directement l'ouverture du détroit abdominal dont le plan était par conséquent devenu vertical et l'axe horizontal.

M. Sédillot, dans son mémoire sur les luxations congénitales du fémur, résume ainsi les déformations que l'on constate ordinairement.

1° Compression ou rétrécissement transversal du grand bassin ;

2° Déformation semblable de l'entrée de l'excavation, d'où résulte un changement de rapport entre les diamètres antéro-postérieur et transverse du détroit supérieur ;

3° Déformation inverse au détroit inférieur, où le diamètre transverse (bisischiatique) atteint une longueur plus grande que le diamètre coccy-pubien.

L'explication de ces diverses déformations est facile : pour la première proposition, nous n'avons qu'à répéter ce que nous avons dit pour la luxation uni latérale, à savoir que les têtes fémorales déplacées s'appuient sur les fosses iliaques internes et les repoussent dans le bassin en lui redressant ses ailes. En se rappelant qu'il est question de luxations congénitales qui, par conséquent ont lieu avant l'ossification complète de l'os, on se rendra compte de la diminution du diamètre transverse du détroit supérieur, en considérant que la même pression des fémurs agit sur ces mêmes points. De plus, le détroit abdominal se trouve aplati latéralement, et par conséquent légèrement augmenté dans le sens antéro-postérieur, c'est-à-dire suivant le diamètre sacro-pubien. Ajoutons que cette transformation, ou mieux transfiguration du détroit supérieur, n'est pas constante, qu'elle n'existe pas sur le bassin de la collection de M. Depaul et que, lorsqu'elle existe, il est rare qu'elle constitue un obstacle sérieux à l'accouchement spontané. Pour terminer ce que nous avons à dire sur le détroit supérieur, il convient de signaler une gouttière creusée de chaque côté du bord intérieur de l'os des îles, par le tendon du psoas et de l'iliaque réunis, qui se trouvent tendus considérablement par le déplacement du petit trochanter sur lequel ces muscles viennent s'insérer. Cette tension exagérée du muscle iliaque favorise également ce redressement de la fosse iliaque interne, dans laquelle il s'attache. Les causes qui avaient redressé la tubérosité ischiatique du côté luxé dans la luxation unilatérale agissent cette fois des deux côtés. Les muscles jumeaux, carrés, obturateurs internes, entraînent avec eux la tubérosité ischiatique sur laquelle ils s'insèrent, les muscles de la région interne de la cuisse agissent de la même façon sur les branches ischio-pubiennes, et l'arcade pubienne se trouve ainsi considérablement augmentée en largeur, et diminuée en hauteur. De même le coccyx est attiré en avant par les muscles et les ligaments qui l'attachent aux tubérosités de l'ischion.

Les cas de luxation que nous avons relevés sur le registre de la Clinique étant congénitaux ou datant de la première enfance, je ne parlerai pas des luxations non congénitales. Il est rare, du reste, que ces lésions entraînent des rétrécissements pelviens, à moins qu'elles ne se rattachent à une maladie des os, comme la coxalgie, ce qui peut entraîner l'atrophie de l'os iliaque correspondant, et l'on rencontre alors des considérations semblables à celles que nous avons établies pour les luxations unilatérales.

Nous laisserons également de côté les déformations du bassin provenant d'un raccourcissement d'un des membres inférieurs, soit à la suite d'une fracture, soit la conséquence d'un pied-bot, valgus ou varus. Nous n'avons pas de faits semblables dans les tableaux que nous publions à la suite de ce travail.

Il est également inutile d'entrer dans de longues considérations au sujet du diagnostic des luxations coxo-fémorales : l'aspect seul de la malade et ses antécédents suffiront pour éclairer le médecin ; mais il est nécessaire de recommander la recherche de la cause, pour s'assurer si, comme dans un des cas que nous citons, cette luxation n'est pas la suite d'une coxalgie. Il faudra également s'assurer s'il n'y a pas sur la malade des traces de rachitisme, car, dans ces deux cas, on est exposé à trouver des rétrécissements beaucoup plus grands que ne le comportent ordinairement les luxations coxo-fémorales simples ou doubles.


§ IV. *Déformation oblique ovalaire.* — Le bassin oblique ovalaire ne mérite pas, dans ce travail, de nous arrêter bien long·temps. En effet, un seul spécimen se trouve dans la collection si complète de M. le professeur Depaul, et c'est par hasard, pour ainsi dire, que ce bassin y est entré. La femme porteur de ce pelvis avait eu un accouchement régulier, et personne ne s'était aperçu de l'état des os de la région, lorsque, emportée par la fièvre puerpérale, on constata, à l'autopsie, un bassin du genre décrit par Naegele.

Quand on examine un bassin présentant cette déformation, on remarque une ankylose du sacrum et des os iliaques. Cela se voit communément. Cependant, d'après le *Traité d'accouchements* de Cazeaux, il ne faut pas considérer ce fait comme le caractère pathognomonique d'un bassin oblique ovalaire; on en a vu, et Naegele lui-même en a décrit qui ressemblaient totalement à son type principal sans présenter cette ankylose. Le sacrum a subi une légère rotation sur son axe. La face antérieure regarde la ligne innominée de l'os coxal ankylosé. Les dernières vertèbres lombaires ont suivi le même mouvement. L'os coxal ne présente pas sa courbure normale; il s'est redressé, et la partie du détroit supérieur, qui va de la symphyse sacro-iliaque ankylosée à la symphyse pubienne, est presque représentée par une ligne droite au lieu de former une courbe à concavité interne. Pour cette raison, la distance qui sépare la face antérieure du sacrum de cette ligne est très-petite.

Du côté opposé à l'ankylose, l'os iliaque a participé à la déformation, et la courbure de cette seconde moitié du détroit supérieur présente en arrière une concavité plus grande qu'à l'état normal, et cette concavité en avant est moindre que dans un bassin bien conformé. La symphyse pubienne n'est plus en regard de l'angle sacro-vertébral et correspond plutôt à la symphyse sacro-iliaque du côté sain. Ainsi, le diamètre oblique est devenu droit et le diamètre antéro-postérieur est devenu oblique. En supposant que les parois arrondies de ce bassin représentent des angles, je ne saurais mieux comparer la forme générale du détroit supérieur qu'à un triangle rectangle, dont les deux côtés de l'angle droit seraient représentés par deux lignes, l'une tangente à l'angle sacro-vertébral, l'autre confondue avec la ligne innominée du côté sain; enfin, l'hypothénuse serait formée par la ligne innominée du côté ankylosé. Il semble que les articulations étant mobiles à une certaine époque, une pression latérale et antéro-postérieure, correspondant à une résistance postérieure en sens inverse, a porté d'un seul côté toute l'ouverture du bassin en appliquant l'une contre l'autre les deux parties postéro-latérale et antéro-latérale d'un même côté.

Par quel mécanisme les bassins obliques ovalaires se produisent ils? On peut dire que, dans l'état actuel de la science, cette question n'est pas résolue. On ne trouve aucune maladie antérieure, soit dans les antécédents de la malade, soit sur les os qui, à part leur déformation, ont l'aspect, la couleur, la résistance des os d'un bassin bien conformé. Naegele avait fait de l'ankylose de la symphyse sacro-iliaque le caractère principal de la maladie et en déduisait une anomalie de développement. MM. Paul Dubois et Gavarret ont également admis la même cause, ajoutant que ce qui se voit dans le bassin ovalaire pour l'os iliaque du côté ankylosé se rencontre sur les deux os coxaux dans un bassin où les deux symphyses sacro-iliaques sont soudées. Mais il est alors difficile d'expliquer comment les bassins décrits pas Naegele, sous le nom de *bassins semblables*, ont subi une déformation qui les fait rentrer dans la classe des bassins obliques ovalaires. On a également invoqué l'aplatissement d'une partie latérale par la compression de la portion du bassin pendant le travail de l'accouchement ou pendant les premières années de la vie. Jusqu'ici rien de probant n'a été émis sur ce sujet; nous ferons simplement remarquer que souvent le bassin oblique ovalaire permet l'accouchement spontané, grâce à la forme spéciale du côté non ankylosé. Les diamètres, en effet, dans ce bassin, ne sont pas diminués, pour ainsi dire, mais déjetés latéralement. Mais, s'il présentait quelques difficultés à l'accouchement, on devrait faire rentrer cette déformation dans la section des bassins viciés avec projection antéro-latérale de la base du sacrum.

BASSINS VICIÉS PAR OBSTRUCTION.

## § V. a. *Tumeurs osseuses.*

Je ne dirai que quelques mots sur ce sujet, car je n'ai pas eu l'occasion de voir des bassins rétrécis par cette cause et je n'en trouve pas d'exemples dans mes relevés. D'une manière générale les exostoses, les ostéostéatomes, les ostéosarcomes, les cals difformes, lorsqu'ils ont quelque influence sur le canal pelvien, le rétrécissent dans sa partie médiane, c'est-à-dire dans l'excavation.

Je ne traiterai pas non plus les cas où le bassin est rétréci par la présence d'un enchondrome. Ce genre de tumeur pourrait, à la rigueur, rentrer dans le même cas que les tumeurs fibreuses.

b. *Tumeurs pelviennes.* En faisant le relevé des bulletins de la Clinique d'accouchement, nous avons trouvé six cas de rétrécissement du bassin par suite de tumeurs. Toutefois le degré du rétrécissement n'étant pas marqué, nous aurions passé ces faits sous silence, si, dans ces derniers temps, des cas très-frappants d'obstruction plus ou moins complète de la cavité pelvienne par des tumeurs n'avaient appelé l'attention des accoucheurs sur ce genre d'obstacle à l'acouchement.

Nous ne parlerons pas des kystes, des tumeurs molles des parties environnantes qui, en général, s'aplatissent pour livrer passage à l'enfant au moment de l'accouchement. Nous ne dirons rien non plus des polypes de l'utérus, ni des tumeurs interstitielles de cet organes qui permettent l'accouchement spontané, d'autant mieux qu'il est rare que dans ces cas la grossesse aille jusqu'à terme. Nous ne nous occuperons que des tumeurs fibreuses qui se développent dans l'excavation, et qui peuvent, par leur présence, diminuer tellement la capacité de cette partie du canal que l'accoucheur est forcé d'intervenir.

Cinq faits principaux que je vais relater ici donneront un aperçu de ce mode de rétrécissement.

« Je fus, dit M. Depaul, dans son article *Bassin* du Dictionnaire encyclopédique, appelé à constater une grossesse à terme chez une femme qui présentait un semblable état pathologique. C'était une fruitière de Paris près de laquelle je fus demandé par M. Jacquemier, et je dus faire l'opération césarienne, le seul moyen qui restât de délivrer cette femme. »

Et plus loin : « Je fus appelé à Laon pour voir une jeune femme qui était arrivée à quatre mois et demi d'une première grossesse, et qui éprouvait des accidents formidables qui exposaient sa vie (arrêt des matières fécales et de l'urine, ténesme et besoin d'expulsion qui la portait à des efforts incessants, etc.). Après examen, je reconnus un corps fibreux de l'utérus engagé dans le bassin, qu'il remplissait si complétement, qu'il me fut impossible de faire pénétrer une sonde en gomme élastique dans le rectum. La matrice, fortement allongée, s'élevait dans la cavité abdominale. On n'arrivait que très-difficilement à son col très-élevé, à travers un espace étroit qui existait en arrière, du côté du rectum. Mon avis, après avoir examiné avec tout le soin possible et m'être assuré que la vie de la femme était en péril, fut qu'il fallait sacrifier la grossesse en provoquant l'avortement. Je crus cependant qu'on pouvait attendre un ou deux jours, et je repartis pour Paris. Mais deux heures s'étaient à peine écoulées, que je fus redemandé par la famille et par les confrères qui étaient auprès de la malade. La situation était des plus critiques, la mort imminente ; j'introduisis une sonde dans la cavité utérine, et je décollai une partie de l'œuf ; le travail ne tarda pas à se déclarer, et quelques heures après le fœtus complétement aplati fut expulsé. Le délivre ne tarda pas à suivre ; presque aussitôt les accidents se calmèrent, et la malade se rétablit. Elle vint à Paris quelque mois après, et je pus l'examiner et la faire examiner à mon collègue M. Danyau. La tumeur, qui s'était singulièrement réduite, n'offrait plus que le volume d'une petite pomme. Elle naissait tout près du col, au-dessus de l'insertion vaginale. Comme on le pense bien, je conseillai d'éviter une seconde grossesse. »

La femme qui fait le sujet de notre n° 108 du tableau des terminaisons par le forceps fut amenée à la Clinique pendant mon externat (1868). Agée de 30 ans, mariée depuis quinze ans à peu près sans pouvoir être mère, devenant enceinte elle appela une sage-femme et ensuite un médecin qui, après l'avoir examinée, constata une anomalie dans la conformation de son bassin, et, craignant un accouchement difficile, lui conseilla d'entrer à la Clinique. Arrivée aux quinze derniers jours de sa grossesse, elle s'y décida. Le mari déclara avoir toujours rencontré des difficultés dans les rapports sexuels. Grande, forte, bien constituée. Aucune trace de rachitisme, pas de présomption d'ostéomalacie. Au toucher, M. Depaul remarqua que l'arcade pubienne n'avait pas ses dimensions ordinaires, la branche ischio-pubienne du côté droit était plus avancée vers le plan antéro-postérieur que la branche gauche, et il diagnostiqua un rétrécissement du diamètre transverse du détroit inférieur. Le travail chez cette femme dura soixante heures, et fut terminé par une application de forceps. Prise de péritonite quelques jours après, la malade voulut s'en retourner chez elle ; mais là, loin de se guérir, son état devint plus inquiétant, et elle rentra mourir à la Charité. A l'autopsie on trouva une tumeur fibreuse grosse comme un œuf de poule aplati, située contre la branche ischio-pubienne droite, et dépendant de la partie antérieure et inférieure de l'utérus. C'était la présence de cette tumeur qui en avait imposé et avait fait croire à un rétrécissement du détroit inférieur.

OBSERVATION de M. Guéniot. — *Accouchement heureux par les voies naturelles dans un cas d'obstruction presque complète du petit bassin.* — Le 5 mars dernier, je fus prié de donner mes soins à M^me C..., alors enceinte de près de sept mois et affectée de corps fibreux de la matrice. Cette dame âgée de 40 ans, d'une constitution délicate, très-amaigrie et très-souf-

frante de son état de grossesse, ne quittait plus son apparte-
ment depuis quatre mois. Épuisée de longue date par des pertes
sanguines abondantes, puis minée par des accès fébriles quotidiens, par des vomissements et une difficulté considérable des
excrétions intestinale et urinaire, etc., elle semblait menacée
de ne pouvoir atteindre sans accident fatal le terme de sa
grossesse.

Dès règles dès l'origine prolongées, très-abondantes, et qui,
dans ces dernières années, avaient atteint chaque mois seize à
dix-sept jours de durée; l'expulsion habituelle, à ces mêmes
époques, de caillots sanguins qui donnaient au flux menstruel .
un caractère franchement hémorrhagique ; une première grossesse (la seule qui eût précédé la grossesse actuelle), laquelle se
termina, il y a dix-huit ans, par la naissance facile d'une fille
qui mourut à l'âge de cinq ans et demi , le début et l'accroissement successif de plusieurs corps fibreux utérins, dont le premier fut constaté il y a trois ans; une atteinte de péritonite
grave en novembre 1866, péritonite que le regrettable professeur Jarjavay jugea être la conséquence d'une hématocèle péri-
utérine ; enfin, après un traitement prolongé de ce dernier
accident, l'existence d'une légère amélioration dans l'état général; de même que la diminution dans l'abondance du flux de la
dernière époque menstruelle, époque qui ne dura que huit jours
au lieu de dix-sept (du 4 au 12 août 1867); telles sont les
principales circonstances antécédentes qu'il convient de men-
tionner.

Par l'examen direct de la malade, je constatai que son abdomen était très-proéminent et plus développé que ne le comporte
une grossesse ordinaire de sept mois; d'où une grande gêne des
mouvements et de la respiration. La matrice elle-même était
volumineuse, inclinée en avant. Plusieurs petites tumeurs fibreuses, mobiles et dures, se reconnaissaient, à la palpation,
dans l'épaisseur ou à la surface de ses parois. Ces dernières, généralement souples et indolores à la pression, permettaient de
distinguer .assez nettement quelques parties fœtales. Il me fut,

toutefois, alors impossible de préciser la situation exacte de l'enfant.

A l'aide du toucher, je trouvai une tumeur volumineuse, irrégulièrement arrondie, d'une dureté élastique, qui remplissait presque entièrement l'excavation pelvienne. De tous côtés, le doigt rencontrait cette tumeur qui repoussait en avant le col utérin et aplatissait le rectum en arrière. Un intervalle de 3 centimètres à peine semblait la séparer des pubis, et c'est en ce point que le col utérin, très-élevé, déformé, aplati, se trouvait refoulé contre la vessie. A sa partie inférieure, la tumeur correspondait au coccyx; mais ses limites supérieures, même par le toucher rectal, échappaient à toute investigation. Sa situation en arrière et au-dessous du segment inférieur de la matrice explique comment le palper hypogastrique ne me fournit également aucune donnée à cet égard. Les pressions exercées avec le doigt à sa surface étaient douloureuses et ne produisaient aucun déplacement de sa masse.

Il s'agissait donc d'une tumeur dure, volumineuse et fixe, implantée sur la face postérieure de la matrice, probablement vers la jonction du corps et du col, et anticipant sur ce dernier, tumeur située au-dessous du péritoine, refoulant en bas la muqueuse vaginale et remplissant à peu près toute l'étendue du petit bassin. Cette tumeur, à n'en pas douter, était bien celle dont le professeur Jarjavay avait, plus d'un an auparavant, constaté l'existence, et qu'il avait représentée avec quelque exagération à la malade comme « ayant le volume d'une tête d'enfant et la dureté du marbre. » Évidemment, c'était là une tumeur fibreuse de l'utérus qui, à moins de circonstances très-exceptionnelles, mettrait un obstacle absolu au passage de l'enfant par les voies naturelles. Les seules éventualités, en effet, qui pussent faire éviter l'opération césarienne étaient les suivantes :

1° La mort prématurée du fœtus, suivie d'une macération prolongée de ses parties dans le liquide amniotique, pouvait provoquer dans ces dernières un ramollissement tel qu'elles devinssent assez réductibles pour traverser, à la manière d'un linge mouillé, un col même extrêmement étroit.

2° Quoique la grossesse fût déjà fort avancée et que la tumeur fût restée jusque-là très-consistante, celle-ci cependant pouvait encore, avant l'échéance des neuf mois, se ramollir assez pour permettre une réduction notable de son volume et, en conséquence, une augmentation proportionnelle dans le calibre du canal rétréci.

3° Enfin, malgré son volume, sa fixité probable et son espèce d'enclavement dans le petit bassin, la tumeur pouvait à la rigueur se déplacer et remonter au-dessus du détroit supérieur, de manière à rendre libre le canal pelvien.

Mais si de tels faits étaient possibles, leur réalisation me paraissait si problématique, ou plutôt si improbable qu'il eût été déraisonnable de fonder sur elle un espoir sérieux. En face d'une situation si périlleuse pour M^me C...., je me hâtai de provoquer une consultation, et, le 11 mars, MM. Depaul et Tarnier voulurent bien, après un examen minutieux de la malade, m'éclairer de leurs avis. Il parut à M. Depaul que l'espace laissé libre entre la tumeur et les pubis était peut-être plus étroit encore que je ne l'ai indiqué ci-dessus. M. Tarnier exprima un certain espoir dans le ramollissement prochain de la tumeur. Bref! à part ces nuances d'opinions, l'état de choses était si nettement dessiné que nous fûmes unanimes pour admettre :

1° Qu'il convenait de laisser la grossesse continuer son cours jusqu'à terme; 2° qu'il serait toutefois nécessaire, à huit mois révolus, d'explorer de nouveau avec soin la tumeur, à l'effet de s'assurer si elle n'avait pas subi, soit dans sa consistance, soit dans son siége, quelque changement qui pût faire sérieusement espérer un accouchement par les voies naturelles; 3° enfin, qu'en l'absence de ces modifications (toute réserve faite, bien entendu, pour celles qui pourraient encore se produire dans le cours du neuvième mois), la section césarienne était la seule ressource qui restât pour délivrer M^me C..., et, en conséquence, que cette opération devait être, en principe, complétement décidée pour l'époque du travail.

Le 14 avril, c'est-à-dire à huit mois de grossesse, j'explorai de nouveau minutieusement et la tumeur et la matrice. Cette dernière avait notablement augmenté de volume. Les petits fibrômes durs et saillants de son corps se distinguaient aisément, même à l'œil, à travers la paroi abdominale. Le liquide amniotique paraissait être un peu plus abondant qu'à l'ordinaire. L'enfant, dès lors, était assez mobile; sa tête correspondait à l'hypochondre gauche de la mère, son extrémité pelvienne à la fosse iliaque droite et son dos était dirigé vers l'hypochondre droit. Le maximum des bruits du cœur s'entendait à droite et au-dessus de l'ombilic. La souplesse des parois utérines me permit de déterminer très-nettement cette situation des parties fœtales.

Quant à la tumeur intra-pelvienne, elle présentait exactement les mêmes caractères que précédemment; elle n'avait, en particulier, subi aucune modification notable soit dans son siége, soit dans sa consistance. Toute réserve faite pour le cas d'un déplacement ultérieur de sa masse (déplacement dont la possibilité était admise, mais dont la réalisation était à peu près inespérée), l'opération césarienne fut donc définitivement résolue pour le temps du travail.

L'état de santé de M<sup>me</sup> C..., déjà si alarmant le 5 mars, lors de ma première visite, ne fit qu'empirer peu à peu avec le cours de la grossesse. C'est à peine si, grâce à l'emploi très-circonspect de certains médicaments (calmants, laxatifs, eaux minérales, toniques, etc.), la malade put obtenir, avec quelques périodes de mieux-être passager, un faible ralentissement dans les progrès de l'anémie, de l'amaigrissement, des accès fébriles, de la déperdition des forces, etc. Ces divers symptômes finirent, en effet, par atteindre leur degré le plus extrême. Une teinte jaunâtre de la peau, une toux fatigante et l'insomnie qui en est la conséquence, vinrent encore, sur la fin de la grossesse, augmenter la gravité du pronostic. Un courage exceptionnel soutenu par de vifs sentiments religieux et un ardent désir de progéniture, un esprit résolu et une docilité parfaite à suivre mes conseils, constituaient en réalité, chez M^me C..., les seules ressources qui permissent peut-être de ne pas absolument désespérer de sa situation.

C'est dans ces conditions que, le 17 *mai* dernier, après deux ou trois jours de malaise, d'insomnie et de fatigue plus grande encore que de coutume, la malade fut prise des premières douleurs de l'accouchement, vers *six heures du matin. A huit heures*, les membranes se rompirent brusquement et donnèrent lieu à un écoulement abondant de liquide amniotique. De là, suspension presque complète du travail et sentiment de bien-être chez la patiente, dont l'abdomen avait perdu sa tension douloureuse.

A *neuf heures*, je constatai que la tumeur avait subi un déplacement très-sensible : elle était moins accessible au doigt et se trouvait refoulée à droite et en arrière de manière à laisser, derrière le pubis gauche, un espace libre d'environ 5 centimètres. L'orifice utérin avait acquis la largeur d'une pièce de 5 francs, et la mollesse de ses bords indiquait que sa dilatation avait été plus grande. Quant à l'enfant, dont j'avais encore, une dizaine de jours auparavant, reconnu la tête dans l'hypochondre gauche et l'extrémité pelvienne dans la fosse iliaque droite, il se présentait manifestement en première position du sommet. L'exploration des sutures et fontanelle, jointe à d'autres signes, ne me laissa aucun doute à cet égard. Il avait donc, depuis peu, effectué spontanément une mutation complète. Les choses étant ainsi, je recommandai à M^me C... de garder la position couchée, afin d'éviter une trop grande déperdition de liquide amniotique, puis de s'incliner fortement lors des contractions, sur le côté gauche, à l'effet de favoriser, par la déclivité du fond de la matrice, l'ascension déjà commencée de la tumeur pelvienne.

Vers *deux heures de l'après-midi*, le travail reprit son cours régulier ; les contractions étaient bonnes, et l'état général de la malade relativement satisfaisant. La tumeur continua de s'élever peu à peu vers l'abdomen en déterminant, à chaque contraction, une vive douleur ou sorte de déchirement dans la région iliaque droite. Je pensai que ce phénomène était dû soit à la rupture de quelques adhérences, soit au frottement exercé par la tumeur dans son mouvement ascensionnel, et je ne m'en préoccupai pas autrement. La tête fœtale, retenue au-dessus et en arrière du pubis gauche, n'attendait évidemment, pour pénétrer dans le petit bassin, que la disparition de l'obstacle. Aussi, *vers dix heures du soir*, dès que la tumeur fut remontée au-dessus du détroit supérieur, le sommet prit sa place et descendit dans l'excavation pelvienne en première position. A partir de ce moment, l'accouchement suivit une marche ordinaire, et à *deux heures du matin*, pour éviter à la patiente une prolongation fâcheuse du travail, j'appliquai le forceps sur la tête, arrivée au détroit inférieur. L'enfant fut extrait en parfait état de santé : il était volumineux, du sexe masculin et pesait plus de 7 livres (3 kil. 550 gr.). Quelques vomissements glaireux, un sentiment d'extrême faiblesse chez la malade et une difficulté particulière dans l'amincissement du bord antérieur de l'orifice utérin, telles sont les seules autres particularités du travail qui méritent d'être signalées. Sa durée totale, abstraction faite des six heures de suspension, fut d'environ quatorze heures.

Immédiatement après l'extraction de l'enfant, M^me C... éprouva une sorte d'anéantissement général et de *feu intérieur* qui, joints à une distension gazeuse subite des régions supérieures de l'abdomen, me causèrent la plus grande inquiétude. Ces phénomènes furent heureusement de courte durée. L'utérus, quoique bien rétracté, ne décolla le placenta que tardivement, et je dus attendre plus d'une demi-heure avant d'opérer la délivrance qui, d'ailleurs, n'offrit pas d'autre irrégularité.

*Prescription pendant les premiers jours.* — Quelques cuillerées de bouillon froid, répétées de temps en temps selon les désirs de la malade ; 20 centigrammes d'extrait de jusquiame en deux pilules (parfois trois de ces pilules par jour); petits fragments de glace à fondre dans la bouche ; boire très-peu. Onctions avec ong. nap. bell. sur le ventre et cataplasmes recouvrant toute l'étendue de l'abdomen. Immobilité la plus complète; éviter scrupuleusement tout contact froid extérieur ; obscurité et silence absolu. Cathétérisme trois fois dans les vingt-quatre heures.

Le 20 mai, troisième jour de l'accouchement, les seins commencent à se congestionner et, le lendemain, la fluxion laiteuse est des plus complètes. État des forces plus satisfaisant; sommeil; bien-être relatif. Bourrelet hémorrhoïdal enflammé, douloureux ; vulve modérément tuméfiée ; lochies constamment normales.

Le 22, alors que les seins tendent à perdre leur tension douloureuse, des tranchées utérines violentes se manifestent. Jusquelà, aucune menace sérieuse de péritonite, le ventre étant sensible plutôt que douloureux, et le pouls oscillant entre 88 et 100 à la minute; mais l'apparition de ce nouveau travail de l'utérus, qui semble vouloir se débarrasser des tumeurs, provoque chez la malade de l'agitation, de l'insomnie, un peu de fièvre et un gonflement abdominal du plus fâcheux augure. Pendant vingt-quatre heures, ces tranchées résistent à l'emploi des opiacés, et elles ne cèdent enfin qu'à l'administration de doses de plus en plus fortes. Le calme reparaît alors, et tous les symptômes s'amendent de telle sorte que, le 25, tout danger prochain semble avoir disparu.

Le 26, pouls à 64, hémorrhoïdes affaissées; col utérin reformé. Pour la première fois depuis l'accouchement, la tumeur commence à être accessible au doigt et paraît vouloir opérer son mouvement de descente. A aucun moment, elle n'a pu être nettement distinguée par la palpation de la région hypogastrique. Il est vrai que celle-ci, constamment sensible à la pression, n'a été explorée qu'avec la plus grande circonspection. L'utérus, tout irrégulier de forme et très-volumineux dans les premiers jours, s'est rétracté peu à peu, et son fond, incliné du côté gauche, n'est plus éloigné du pubis que de six travers de doigt.

Les jours suivants, l'état général ne cesse de s'améliorer progressivement; le sommeil, l'appétit, le bien-être se prononcent de plus en plus. La tumeur seule, en reprenant graduellement sa situation ancienne dans le petit bassin, provoque des tiraillements et une certaine inquiétude dans le bas-ventre, des fourmillements et des crampes dans les membres inférieurs, de la douleur à la miction et des pesanteurs incommodes sur le rectum. Mais à partir du 3 juin, complétement réinstallée dans l'excavation pelvienne, elle ne suscite plus d'autre malaise que celui qu'elle déterminait avant la grossesse et qui résulte de certaines pressions inévitables sur les organes pelviens.

Enfin, le 20 juin, M^{me} C..., complétement rétablie, a repris un peu d'embonpoint et se trouve sensiblement dans le même état qu'avant sa grossesse. Quant à la matrice et à la tumeur, voici dans quelles conditions elles se présentent aujourd'hui. La tumeur, grosse comme une tête de fœtus à terme, remplit presque complétement le petit bassin et se perçoit, à la palpation, au-dessus du détroit supérieur qu'elle déborde faiblement. Elle est indolore à la pression, d'une fermeté élastique, et ne se laisse pas déplacer par la pression du doigt; son immobilité paraît être complète. La matrice se trouve refoulée en avant et à gauche; son corps occupe la fosse iliaque correspondante et s'élève à 5 centimètres au-dessus du pubis. Quelques inégalités, représentant les petits fibrômes constatés pendant la grossesse, se remarquent à sa surface; mais elles sont beaucoup moins saillantes et moins faciles à distinguer que pendant l'état de réplétion de l'utérus. Le museau de tanche, situé derrière le pubis gauche, est gros, court et inégal; une sorte de scissure très-étroite et peu profonde le sépare de la tumeur qui l'enveloppe dans presque toute sa périphérie. D'après ces rapports, il semble très-probable que la tumeur s'implante largement sur la portion supérieure du col, en arrière et à droite, ainsi que l'examen pratiqué pendant la grossesse l'avait déjà fait supposer.

*P. S.* — Hier, 7 juillet, j'ai revu M^me C... Sa santé s'affermit de plus en plus, et son état paraît être même plus satisfaisant qu'avant la grossesse. Le retour des règles a eu lieu du 25 juin au 2 juillet, sans douleur ni expulsion de caillots. La tumeur conserve les mêmes caractères que le 20 juin.

— Je ne m'arrêterai pas, Messieurs, sur tous les points de cette observation qui pourraient présenter quelque intérêt. Ainsi, je ne dirai rien des accès fébriles quotidiens dont la grossesse a été accompagnée, ni du long intervalle de dix-huit ans qui a séparé les deux gestations de M^me C..., ni du changement de présentation opéré spontanément par le fœtus, etc., etc. Mais permettez-moi d'insister sur les circonstances qui, à mes yeux, offrent surtout de l'importance au point de vue pratique.

1° Le fait principal qui, tout d'abord, frappe l'esprit dans la relation précédente, c'est assurément la guérison ou, si l'on veut, le rétablissement assez prompt de la malade après l'accouchement. En effet, même en l'absence de toute opération sanglante propre à extraire l'enfant, l'état de souffrance et d'épuisement constaté chez M^me C... pendant sa grossesse, les fatigues inévitables du travail, les dangers d'hémorrhagie et surtout de péritonite ne permettaient guère d'espérer un aussi heureux résultat. J'ai indiqué plus haut quel fut le traitement institué en vue de concourir à ce but ; c'est sur ce point que je désire fixer un instant votre attention.

Malgré l'état de prostration que présenta M^me C... après la délivrance, je m'abstins de lui administrer des stimulants, soit vin, soit liqueur ou cordiaux sous une forme quelconque. Considérant que l'estomac, très-susceptible, fatigué et troublé dans ses fonctions depuis plusieurs mois, supporterait mal de tels remèdes, je ne voulus point tenter d'en utiliser l'action. Bon nombre de praticiens, en mon lieu et place, eussent été sans doute d'un autre avis. Mais il m'a paru que le vin généreux ou l'eau-de-vie, dont on use aujourd'hui si volontiers en pareil cas, augmentait souvent et le malaise et la dépression des forces en provoquant de la pesanteur d'estomac, des aigreurs et des vomissements. Sans doute, ces liquides administrés avec une sorte de parcimonie, à la dose de quelques cuillerées à café par exemple, peuvent rendre de réels services s'ils sont bien supportés, et je ne voudrais pas, en toute occasion, me priver d'une aussi précieuse ressource. Ce que je veux dire ici, c'est qu'à mon sens on est, de nos jours, trop disposé à en exagérer les avantages et par conséquent à en faire un emploi abusif. Dans le cas de M$^{me}$ C..., loin de tomber dans un excès de ce genre, je me bornai à prescrire des pilules de glace, de l'extrait de jusquiame et quelques cuillerées à café de bouillon froid, toutes choses qui, répétées à intervalles convenables, furent bien tolérées par l'estomac, provoquèrent du sommeil et permirent ainsi aux forces de se relever. Les demi-tasses de bouillon, les potages clairs et l'eau faiblement rougie ne furent conseillés qu'à partir du troisième jour. Si je mentionne ces détails minutieux, c'est que, contrairement aux idées régnantes, je n'eus qu'à m'applaudir, sous tous les rapports, des résutats de cette parcimonieuse alimentation.

Une autre précaution que je ne puis non plus passer sous silence (car dans ma conviction elle a puissamment concouru à faire éviter toute complication de péritonite) consiste dans l'immobilité presque absolue à laquelle la malade fut soumise. Persuadé que rien n'est plus propre à favoriser la production des accidents inflammatoires que les mouvements de la paroi abdominale, des intestins, de la matrice, des muscles psoas-iliaques, etc., je mis un soin scrupuleux à prévenir tout mouvement de cette sorte, du moins tout mouvement prolongé ou brusque. Comme M$^{me}$ C... n'ingérait que du bouillon et des boissons glacées en très-faible quantité, et que chaque jour elle prenait 25 à 30 centigrammes d'extrait de jusquiame, l'intestin se maintint au repos et ne provoqua aucune évacuation. Toute espèce de la-

vement fut proscrit jusqu'au huitième jour, afin d'éviter la distension ou le déplacement du gros intestin. Les injections vagi-
nales et même les lotions vulvaires furent pareillement négligées
à cause des mouvements que leur administration nécessite.
Enfin, pour le même motif, je pratiquai chaque jour trois fois
le cathétérisme de la vessie, mes explorations du vagin ou de
l'abdomen furent des plus réservées et les changements de linge
toujours accomplis avec une attention scrupuleuse. Bref, de
cette manière de faire, en apparence systématique, il m'a paru
résulter les plus grands avantages, et c'est pourquoi j'ai cru
devoir en dire ici quelques mots.

2° Le déplacement ascensionnel de la tumeur pendant le travail, de même que sa descente dans le petit bassin après l'accouchement, constitue un autre fait d'une grande importance
clinique qu'il convient d'étudier dans ses causes et dans son mécanisme. Qu'un tel phénomène se produise lorsque la tumeur
est pédiculée et de médiocre volume, rien de surprenant puisque la science possède déjà plusieurs faits curieux de ce genre.
J'ai relaté moi-même dans un autre travail (*Gazette des Hôpitaux*, 1864) un cas semblable, que M. Depaul et moi avions ob-
servé à la Clinique d'accouchements. Mais lorsque, comme chez
M^me C..., la tumeur présente un volume énorme et se trouve
pour ainsi dire enclavée dans le petit bassin; lorsque, presque
certainement sessile, elle s'implante par une large base à la matrice et que, par suite d'une péritonite antérieure, elle a pu contracter des adhérences avec les organes voisins, le fait de son
élévation spontanée au-dessus du détroit abdominal devient,
au contraire, un phénomène singulier dont, à première idée,
on soupçonnerait à peine la possibilité. Comment donc cette
ascension s'est-elle effectuée ?

La tumeur, ai-je dit, émane selon toute probabilité de la partie supérieure, droite et postérieure du col utérin, auquel elle
adhère par une large surface. Or, s'il en est ainsi, l'effacement
du col dans les derniers jours de la grossesse a dû lui communiquer déjà un certain ébranlement ; car, sous l'influence des

contractions indolores de la matrice, le col utérin s'étant rape-
tissé peu à peu, jusqu'à se transformer en un simple orifice, n'a
pu opérer ce changement sans rétrécir et tirailler les attaches
de la tumeur. Mais ce sont surtout les contractions énergiques
de l'utérus qui, en augmentant graduellement, dans le cours du
travail, la dilatation de l'orifice, ont nécessairement exercé des
tractions puissantes sur le fibrôme. Celui-ci, implanté sur le
bord même de cet orifice et sollicité par les contractions du
corps de la matrice, a été finalement entraîné au-dessus du
détroit abdominal en rompant les adhérences péritonéales qu'il
avait pu accidentellement contracter.

Comme causes adjuvantes de ce mouvement ascensionnel, je
signalerai sans y insister, parce qu'il est aisé d'en comprendre
l'action : 1° l'écoulement d'une grande quantité de liquide
amniotique, lequel, en produisant une déplétion partielle de la
matrice, provoqua le retrait des parois utérines, et, par conséquent, à un faible degré, l'élévation du segment inférieur de
l'organe ; 2° l'attitude particulière que je fis prendre à la malade pendant les contractions, attitude qui, en inclinant le fond
de la matrice fortement à gauche et en avant, tendait à faire
basculer la tumeur qui occupait un point diamétralement
opposé ; 3° enfin, la présence d'une extrémité de l'ovoïde fœtal
au détroit supérieur, extrémité qui, pressée fortement de haut
en bas par les contractions utérines, s'insinua peu à peu dans
l'espace libre du canal pelvien, en même temps que le fibrôme
était sollicité dans un sens inverse par les mêmes contractions.

Tel est, à mon avis, l'explication la plus plausible du phénomène dont il s'agit. En l'admettant comme fondée, on voit que
l'implantation sur le col de la matrice d'un fibrôme *sessile* et
*sous-péritonéal,* loin d'être désavantageuse, paraît au contraire
être plus favorable que si elle existait sur la partie inférieure du
corps de cet organe. Dans le premier cas, en effet, l'obstruction
du petit bassin tend à disparaître par le triple fait des contractions utérines, de la dilatation progressive de l'orifice et, finalement, de l'ascension de la tumeur au-dessus du détroit

supérieur, tandis que, dans le second, elle est sujette à persister en raison même du point d'implantation qui soustrait la tumeur à l'influence de ces causes de déplacement.

3° Quand le canal pelvien est obstrué par une tumeur utérine, il est constant que la fréquence relative des diverses présentations du fœtus est considérablement modifiée. L'extrémité pelvienne ou le tronc de l'enfant s'offre alors beaucoup plus souvent au détroit supérieur que dans les cas de bonne conformation. S'agit-il d'un cas de ce genre, l'accoucheur doit nécessairement subir cette situation et, à moins d'une grande facilité à opérer la version céphalique, il ne peut tenter l'extraction de l'enfant par les voies naturelles qu'en agissant sur les pieds ou sur le siége. Mais lorsque c'est, au contraire, la tête qui se présente, ne serait-il pas avantageux de pratiquer la version pelvienne, afin de favoriser ainsi le déplacement de la tumeur, soit avec la main qui opère, soit en engageant dans l'espace libre du bassin, des parties fœtales progressivement plus volumineuses (jambes, cuisses, partie inférieure du tronc, etc.)? C'est là, Messieurs, une question importante de pratique à résoudre. J'espère que les exemples qui seront produits dans la discussion par plusieurs de nos collègues serviront à jeter sur elle quelque lumière. Pour moi, quoique je sois peu disposé à adopter une telle pratique comme règle générale, je me hâte d'ajouter que jusqu'ici les faits parvenus à ma connaissance sont encore trop peu nombreux pour m'autoriser à formuler nettement une opinion. L'observation que je viens de relater prouve du moins que la présentation du sommet peut être favorable et comporter une issue heureuse de l'accouchement.

4° Pour terminer cette communication, Messieurs, permettez-moi d'aborder un point, à mon avis très-litigieux, de l'histoire des fibrômes utérins ; je veux parler de la vascularisation, de l'hypertrophie et du ramollissement de ces produits morbides *sous l'influence de la gestation*. Vous le savez, il est généralement admis de nos jours que la grossesse a pour effet ordinaire de provoquer ces diverses modifications dans les corps fibreux de la matrice. Dernièrement, MM. Depaul, Tarnier et Forget reproduisaient ici même cette opinion en l'appuyant de leur autorité. Moi-même, dans plusieurs publications, j'ai adopté cette croyance. Mais, je dois le dire, depuis lors plusieurs observations personnelles et l'examen plus sévère des fondements de la doctrine ont sensiblement modifié mes idées sur ce point. Loin de considérer ces faits comme incontestables, et surtout comme constituant des phénomènes *communs* de la grossesse, j'estime au contraire que leur réalité aurait besoin encore d'un complément de démonstration et que leur prétendue *fréquence*, en tout cas, n'est rien moins que scientifiquement établie. Afin d'éviter toute confusion, je le répète, j'entends parler ici de ces phénomènes en tant que dépendants de la gestation et provoqués par elle.

Sans doute, en considérant combien la vitalité de l'utérus s'accroît pendant la grossesse, combien ses vaisseaux, ses fibres et tous ses éléments s'hypertrophient sous cette influence, il est naturel de penser que les fibrômes de cet organe, dont la constitution anatomique ressemble tant à la sienne, participent plus ou moins à ce mouvement nutritif et subissent, dès lors, des changements analogues dans leur tissu. C'est-là, il faut en convenir, une présomption des plus fortes en faveur de la doctrine que je discute, et qui n'a pas peu contribué à l'accréditer. Mais, Messieurs, de simples présomptions, si fortes soient-elles, ne peuvent évidemment, dans l'espèce, légitimer une affirmation. Il faut, pour cela, plus que des raisons *à priori;* il faut des faits, et des faits significatifs. Voyons donc quelle est la valeur de ceux qui ont été produits en faveur de la cause.

Mais auparavant, permettez-moi encore de faire remarquer que, si les circonstances de siége et de structure des fibrômes utérins portent à penser que la grossesse exerce sur eux une réelle influence, il est d'autres particularités de ces tumeurs qui tendent, au contraire, à éloigner de cette idée ; telles sont : 1° l'existence d'une couche celluleuse périphérique qui isole, en quelque sorte, le néoplasme du tissu environnant ; 2° l'absence constante de *vrai* pédicule et de lien vasculaire artériel propres à établir, entre la tumeur et l'organe, une certaine continuité. Aussi, dans ces conditions, le fibrôme semble-t-il avoir une vie propre, beaucoup plus indépendante et individuelle que celle de la matrice elle-même. Celle-ci, en effet, se trouve presque toujours profondément influencée par la présence du corps fibreux, tandis que ce dernier ne paraît l'être que fort rarement par les modifications utérines dues à la grossesse. C'est du moins ce que j'espère démontrer dans le cours de cette discussion.

*La grossesse provoque-t-elle réellement, dans les fibrômes utérins, un grand accroissement des vaisseaux sanguins, une augmentation rapide de volume et un ramollissement très-notable de tissu? Et, si cette influence de la gestation existe, constitue-t-elle un fait ordinaire ou, au contraire, un fait exceptionnel ?* Pour le D^r Ashwel qui, l'un des premiers, a écrit sur ce sujet (*Gaz. méd. de Paris,* 1837), la solution de ces questions ne serait pas douteuse. « Les tumeurs, dit-il, se ramollissent vers les derniers mois de la gestation, l'accroissement de leur vascularité conduit *nécessairement* à l'inflammation ; une suppuration de mauvais caractère se déclare et la mort arrive après l'accouchement. C'est là, je crois, ajoute-t-il, l'histoire pathologique abrégée de ces sortes de tumeurs. » Mais pour appuyer cette manière de voir, quelles sont les preuves invoquées par l'auteur anglais? Quelques faits, la plupart écourtés et d'une signification, à mon avis, fort douteuse. Ainsi, pour ne parler que des deux plus explicites, on trouve dans l'un, à l'autopsie, « deux ou trois tubercules d'une *dureté cartilagineuse ;* deux autres, du volume d'une grosse noix, sont enveloppés d'un kyste et ramollis dans leur intérieur. » Dans l'autre observation, on lit : « Le tissu de la tumeur étais *peu vascularisé ;* à sa face postérieure, elle était ramollie et fissurée, son intérieur offrait de la matière purulente de mauvaise nature. » Voilà donc, au sujet de la vascularisation, une simple et unique mention, et encore s'agit-il d'une mention restrictive plutôt que confirmative ; relativement à l'augmentation de volume, il n'existe nulle indication ; et, sur le fait du ramollissement, deux autopsies seulement semblent à peu près probantes. Toutefois, si l'on veut bien remarquer que, dans l'une, des *tubercules d'une dureté cartilagineuse* coexistaient avec des tubercules ramollis, et d'autre part que, dans les deux observations, aucun examen tendant à constater l'état des tumeurs avant la grossesse ne paraît avoir été pratiqué, on sera nécessairement conduit à restreindre la valeur de ces deux autopsies au sujet de la part réelle qui revient à la gestation dans l'altération des tumeurs.

On sait, en effet, que les fibrômes de la matrice peuvent se vasculariser, s'accroître rapidement et se ramollir en dehors de tout état de grossesse. Ces modifications de leur tissu constituent même un fait assez ordinaire dans leur évolution naturelle. Dès lors, comment affirmer, le plus souvent, que les altérations trouvées à l'autopsie dépendent de la gestation, surtout si les tumeurs sont de date ancienne ou si, dans leur voisinage, on en trouve d'autres qui offrent une dureté cartilagineuse ? Comment comprendre que la grossesse exerce une action si puissante sur les unes sans modifier la marche des autres ?

Qu'on lise l'observation de M. Huguier (*Bull. de la Soc. de chirurg.*, 1857, p. 94), celle du D\' Barnetche, dont nous a parlé M. Forget, celle de M. Blot, publiée dans la thèse d'agrégation de M. Tarnier, etc., et l'on se convaincra aisément que la suppuration ou le ramollissement central des tumeurs peut aussi bien être rapporté à l'évolution naturelle des fibrômes qu'à l'influence particulière de la grossesse. Quant à la tumeur molle et fluctuante, dont Cazeaux a entretenu la Société à la suite de la communication de M. Huguier (*Bull. de la Soc. de chirurg.*, 1857), elle ne peut être ici mise en cause, puisqu'il s'agissait non point d'un corps fibreux, mais bien d'une véritable hypertrophie du tissu utérin. Il importe, d'ailleurs, dans cette question, de tenir un grand compte du temps qui, parfois, s'est écoulé entre l'accouchement et la mort de la femme ; car si la grossesse, en elle-même, n'exerce sur la marche des fibrômes qu'une influence douteuse, il peut n'en être pas de même des contusions produites dans le cours du travail, de même que des opérations nécessitées par l'extraction du fœtus et des accidents inflammatoires qui, trop souvent alors, se manifestent dans le temps des couches.

En ce qui concerne l'accroissement rapide des tumeurs, même incertitude que pour le fait de leur ramollissement. On a cité des cas, il est vrai, dans lesquels des fibrômes de petit volume avaient sensiblement grossi dáns le cours de la gestation. Mais comment a-t-on pu apprécier les vraies dimensions de ces tumeurs? Évidemment, ce n'est que par le toucher vagino-rectal ou par le palper abdominal. Or, avec le premier moyen, qui ne comprend que le développement progressif de la matrice, son poids croissant et les pressions qu'elle exerce sur les viscères voisins ne peuvent rendre la tumeur plus explorable, plus accessible au doigt et, par conséquent, plus volumineuse en apparence qu'elle ne semblait l'être en l'absence de ces conditions? Lorsqu'on explore les fibrômes à travers la paroi abdominale, semblable illusion peut aussi se produire. Sur la fin de la grossesse, en effet, il arrive que la pression excentrique de l'œuf expulse, en quelque sorte, de la paroi utérine les tumeurs qui y sont incluses. Celles-ci, dès lors, devenant plus superficielles, plus extérieures, si je puis ainsi dire, paraissent plus volumineuses qu'elles n'étaient auparavant, bien qu'elles n'aient pas changé de dimensions. Il arrive même que des fibrômes méconnus jusque-là révèlent ainsi leur existence. Cette pression excentrique de l'œuf et ses effets sur le déplacement des corps fibreux sont si réels que, dans un cas (voir *Gaz. des hôp.*, 1864, p. 210), nous constatâmes, M. Depaul et moi, chez une femme près d'accoucher, une large plaque dure qui occupait une grande partie de la paroi antérieure de la matrice. Cette espèce de gâteau aplati, qui dissimulait, pour ainsi dire, l'œuf derrière lui, était constitué par un gros corps fibreux que nous trouvâmes parfaitement sphérique après l'accouchement, c'est-à-dire quand la cavité utérine fut évacuée. La forme aplatie qu'il offrait sur la fin de la grossesse était due aux deux pressions en sens inverse de l'œuf et de la paroi abdominale antérieure.

Chez M^me C..., dont j'ai donné l'histoire, les petites tumeurs qui occupent le corps de la matrice et qui, pendant la gestation, paraissaient grosses comme des amandes, se reconnaissaient à peine, quelques jours après l'accouchement, sous la forme de légères inégalités à la surface de l'utérus. Or, pour moi, je n'hésite pas à penser que ce changement est bien plutôt le résultat d'une réintégration des tumeurs dans l'épaisseur de la paroi utérine, que celui d'une atrophie consécutive à la gestation.

Quant au premier fait que nous a sommairement relaté M. Forget dans sa communication, il me semble démontrer aussi que la grossesse n'a eu, sur le développement du fibrôme, qu'une influence très-faible ou nulle. En effet, notre collègue nous apprend qu'une dame affectée d'une tumeur volumineuse de l'utérus devint successivement trois fois enceinte, conduisit à terme ses trois grossesses et n'eut de laborieux que le dernier accouchement. Pour que les choses se soient ainsi passées, il faut bien que l'accroissement de volume de la tumeur se soit opéré avec lenteur. Car, bien que M. Forget n'ait pas indiqué le laps de temps pendant lequel ces trois grossesses suivirent eurs cours, ce n'est pas exagérer en le supposant d'au moins ltrois années. Si donc la tumeur a grossi dans cet intervalle, il n'y a rien là que de très-conforme à l'évolution habituelle des fibrômes, et je ne puis voir dans ce cas un exemple décisif de l'action de la grossesse sur la célérité de développement de ces sortes de tumeurs.

Que si, maintenant, nous opposons à ces faits douteux le grand nombre de ceux dans lesquels la grossesse paraît n'avoir exercé aucune action sur l'évolution des fibrômes; si, par exemple, nous rappelons le cas de M. Faliu, présenté dernièrement à la Société par M. Depaul, de même que celui dont je viens de donner la relation ; si nous invoquons les faits de même genre qui se trouvent publiés dans la *Gazette des Hôpitaux*, 1862, p. 61, et 1864, p. 197, un autre présenté, en mars dernier, à la Société anatomique par M. Lelong, etc., et tous ceux dans lesquels, à côté de corps fibreux plus ou moins altérés, on a rencontré de ces mêmes tumeurs à l'état de dureté cartilagineuse, nous serons évidemment porté à conclure :

1° Que la *réalité* des modifications imprimées à certains fibrômes utérins par la gestation, quoique très-vraisemblable, manque cependant encore d'une rigoureuse démonstration ;

2° Que l'influence dont il s'agit étant supposée incontestable, on ne saurait du moins la considérer jusqu'ici que comme un fait purement exceptionnel.

Observation de M. le professeur Depaul :

*Fibrômes utérins péritonéaux multiples, compliquant une première grossesse, l'un d'eux obstruant presque complétement l'excavation.—Accouchement spontané et heureux pour la mère et pour l'enfant.*

M^me L..., femme d'un peintre distingué, âgée de 36 ans, mariée depuis six ans environ, avait toujours eu une excellente santé, et à part quelques irritations intestinales, on pouvait la considérer comme une femme forte et robuste.

Sa mère avait eu huit grossesses, dont trois doubles. Quant à elle, elle fut réglée à l'âge de 13 ans sans aucune difficulté, et depuis cette époque, la menstruation suivit une marche régulière. L'écoulement sanguin ne durait que trois ou quatre jours chaque mois et était peu abondant. Il ne donnait d'ailleurs lieu à aucune douleur abdominale ou utérine.

Les cinq premières années de son mariage se passèrent sans qu'elle devînt enceinte. Je dois dire cependant que cela dépendait probablement, non pas d'un état utérin qui aurait rendu la conception difficile, mais bien de dispositions particulières prises par le mari, qui préférait se réserver pour plus tard les douceurs de la paternité. Je me suis cru autorisé à commettre cette petite indiscrétion pour qu'on ne se livrât pas à des interprétations erronées.

La dernière apparition des règles avait eu lieu le 30 août 1867. Déjà vers la fin du mois de septembre elle éprouvait du malaise et des besoins fréquents d'uriner, surtout la nuit. Dans le milieu du mois d'octobre, des troubles dans les fonctions digestives commencèrent à se manifester. Dégoût pour les aliments, dyspepsie, etc. A la fin de ce mois, un vomissement eut lieu le matin à jeun. Au commencement de novembre, M^me L... étant alors à la campagne (en Bourgogne), reconnut qu'elle avait une tumeur dans le ventre. Un médecin de la localité fut consulté et ne lui cacha pas que le cas lui paraissait très-embarrassant. Toutefois il émit l'opinion qu'il y avait probablement une grossesse compliquée d'une maladie.

De retour à Paris, elle demanda, le 25 novembre, les conseils de M. le D^r Lorain, qui était depuis longtemps le médecin et l'ami de la famille. Ce lui-ci reconnut la présence de tumeurs fibreuses dans l'abdomen et le bassin, et il conseilla d'aller consulter M. Nélaton, qui, de son côté, constata les tumeurs et soupçonna la grossesse, sans toutefois pouvoir en obtenir la preuve certaine. Aussi il recommanda de ne rien faire pour le moment et d'attendre qu'on fût fixé sous ce dernier rapport.

Du 12 au 14 janvier, M^me L... sentit les premiers mouvements de son enfant, et le 25 février, M. Lorain entendit très-nettement les battements du cœur fœtal. Le doute n'étant plus possible et notre confrère comprenant toute la gravité de la situation, voulut bien réclamer mes conseils.

Le 14 mars de cette année, il accompagna M^me L... chez moi, et tous deux donnèrent les renseignements que je viens de relater. J'ai déjà dit que la dernière époque des règles remontait au 30 août 1867 ; mais j'appris en outre qu'il y avait des raisons toutes particulières pour admettre que la conception avait eu lieu le 8 septembre. Je pus donc établir qu'au moment de mon premier examen la grossesse était arrivée à six mois et une semaine.

Il me fut d'abord facile de m'assurer de sa réalité. Une ligne brun foncé, s'élargissant au niveau de l'ombilic, existait sur le trajet de la ligne blanche. Le ventre, sur lequel je reviendrai bientôt, était notablement développé, mais avait une forme insolite. Les seins, fermes et volumineux, offraient des aréoles et des mamelons colorés en brun foncé. Les tubercules papillaires étaient plus gros que d'habitude. Enfin, pour épargner des détails inutiles, je dirai que par l'auscultation j'entendis les battements du cœur fœtal un peu au-dessous de l'ombilic et le bruit de souffle utérin dans la région latérale gauche.

A la simple inspection, la conformation de l'abdomen offrait quelque chose d'inaccoutumé. En avant et un peu à gauche, à deux doigts de l'ombilic, on voyait se dessiner une bosselure arrondie que la palpation me montra bientôt être mobile et que je pus alternativement incliner à droite et à gauche en la faisant glisser entre l'utérus et les parois abdominales. Cette bosselure, assez régulièrement arrondie, avait le volume d'une mandarine et tenait par un pédicule à gauche de la paroi antérieure de la matrice. Sa consistance assez ferme donnait la sensation des corps fibreux ordinaires. Dans une région un peu plus élevée et à peu près sur la ligne médiane, je découvris un autre fibrôme ayant environ la grosseur de l'extrémité du pouce, arrondi à son sommet, faisant une saillie d'à peu près 2 centimètres, plus dur que le précédent, enchâssé par une large base dans le tissu utérin et complétement immobile. Entre ces deux tumeurs et dans toute la région latérale gauche, les parois de la matrice présentaient leur souplesse ordinaire. Mais à droite et en bas, au-dessus de la branche horizontale du pubis de ce côté, je sentis, s'élevant jusqu'à deux doigts de l'ombilic, une masse épaisse s'étendant vers la fosse iliaque droite et tenant à la partie correspondante de l'utérus, dont elle était manifestement une émanation. On ne pouvait lui communiquer aucun mouvement spécial, et elle ne subissait d'autres déplacements que ceux qu'on imprimait à l'utérus tout entier. Il était évident qu'il tenait au tissu utérin par une large base. Sa consistance, ferme, l'était cependant un peu moins que celle des deux fibrômes précédemment décrits. Tout indiquait d'ailleurs que cette masse plongeait dans la cavité pelvienne avec une partie du tégument inférieur de la matrice.

Le toucher vaginal me permit de constater, en effet, que les deux tiers de l'excavation étaient occupés par une prolongation de cette tumeur qui, par sa partie inférieure, descendait presque jusqu'à la branche ischio-pubienne droite, en rapport, par sa surface externe, avec la région latérale droite du bassin, et empiétant même un peu en arrière sur le côté opposé. Comme elle était un peu plus épaisse à sa partie supérieure, il en résultait que l'obstruction du bassin allait en augmentant de bas en haut. Cette portion pelvienne de la tumeur me parut un peu plus souple que la partie qui dépassait le pubis. Elle était complétement immobile, et les efforts que je fis pour la soulever restèrent infructueux. Le col de la matrice, très-élevé, fut difficilement atteint. Il était fortement rejeté à gauche et en arrière et comme accolé à la paroi correspondante du bassin. Peu long et déjà ramolli, il semblait sortir de la masse fibreuse avec laquelle il était très-intimement uni par toute sa région gauche. Aucune partie fœtale n'était accessible.

Arrivé à ce point de mon examen, je me crus suffisamment renseigné pour établir mon diagnostic. Il était évident que j'avais sous les yeux une femme grosse d'un peu plus de six mois avec un utérus à la surface externe duquel proéminaient plusieurs corps fibreux. J'ai à peine besoin de dire que toutes mes préoccupations se portèrent sur celui que j'ai décrit en dernier lieu et qui obstruait déjà le bassin dans de si grandes proportions. Je n'eus pas de grands efforts à faire pour communiquer mes inquiétudes à M. Lorain, qui avait déjà compris toute la gravité de la situation.

A partir de ce moment, il fut décidé que je prendrais la direction de la malade, et comme j'étais très-désireux d'étudier avec grand soin ce fait intéressant, je demandai à la voir tous les quinze jours. Ce qui eut lieu, en effet, à partir du 14 mars.

M<sup>me</sup> L....., qui comprenait très-bien sa position exceptionnelle, vint régulièrement chez moi, et à chacune de ses visites, je recommençais un examen complet. Il devint très évident que les trois fibrômes s'accroissaient dans une proportion notable et que celui qui s'engageait dans le bassin y occupait une place de plus en plus grande. Chaque fois je trouvais un peu diminué l'espace qui existait à gauche et en arrière, et le col devenait plus difficile à atteindre. Je pus noter eu même temps que la consistance de la masse pelvienne diminuait. Pareille modification se produisait pour la tumeur pédiculée. La petite tumeur à base large resta beaucoup plus dure.

Après deux mois d'observation, ne voyant aucune modification favorable se manifester, qui permît d'espérer une terminaison heureuse, je résolus, dans l'intérêt de la malade et aussi pour mettre ma responsabilité à couvert, de provoquer une consultation. La famille m'ayant laissé toute latitude, je priai MM. Nélaton, Lorain, Tarnier et Guéniot de vouloir bien se joindre à moi, et, le 29 mai, nous nous rendîmes chez M<sup>me</sup> L....

Après avoir exposé à mes confrères ce que j'avais constaté à ma première visite, qui remontait alors à deux mois et une semaine, après leur avoir fait part de mes observations nouvelles dans mes examens successifs, chacun d'eux se livra à une investigation longue et minutieuse, de laquelle il résulta une opinion unanime au point de vue de l'état anatomique, qui fut la confirmation de ce que j'ai précédemment indiqué sous ce rapport.

Tous mes confrères furent frappés de la place considérable que le fibrôme inférieur occupait dans la cavité pelvienne ; ils constatèrent son immobilité, l'élévation du col et son refoulement à gauche et en arrière. Quant aux deux autres tumeurs, on les examina ; mais elles étaient trop élevées au-dessus du détroit abdominal pour faire craindre quelques difficultés au point de vue des phénomènes mécaniques de la parturition.

Une longue discussion s'engagea ensuite sur les éventualités possibles et sur ce que je pourrais être appelé à faire au moment de l'accouchement. Je ne crois pas nécessaire de reproduire ici les différentes opinions qui furent émises. Je me contente de dire que tout le monde fut d'accord sur les résolutions suivantes : 1° Laisser la grossesse arriver à son terme ; 2° faire une large part, au moment de l'accouchement, aux efforts naturels ; 3° les aider par tous les moyens possibles, pour désobstruer le bassin ; 4° se tenir prêt pour l'opération césarienne, dans le cas où la tumeur ne se déplacerait pas.

Les consultants étant nombreux et chacun ayant cru devoir examiner avec détail, notre réunion, qui dura longtemps, fut un peu fatigante pour M^me L.... A partir de ce moment, elle éprouva de temps en temps quelques petites douleurs dans la région utérine ; mais, pendant sept à huit jours, elles restèrent assez faibles et assez éloignées, et elle ne crut pas devoir me prévenir.

Le 28 mai, à deux heures et demie du matin, des contractions utérines plus rapprochées et plus douloureuses se déclarèrent. Ne se reproduisant d'abord que tous les quarts d'heure, elles se rapprochèrent insensiblement et ne furent bientôt plus séparées que par des intervalles de quatre à cinq minutes.

A huit heures et demie du matin, les membranes s'ouvrirent spontanément, et il s'écoula une assez grande quantité de liquide amniotique. On partit alors pour me prévenir, et comme je n'étais pas chez moi, on courut successivement chez MM. Lorain, Guéniot et Tarnier, et c'est ce dernier qu'on put enfin rencontrer. Il était environ dix heures et demie quand il arriva : le toucher lui permit de constater qu'un pied avait franchi l'orifice et était profondément engagé dans le vagin. Il reconnut en outre que la tumeur s'était sensiblement déplacée et qu'elle laissait à gauche du bassin un espace plus considérable.

J'arrivai moi-même trois quarts d'heure après et je pris la direction de l'accouchement. Le pied droit, ayant une teinte violacée, petit et appartenant évidemment à un enfant d'un volume moyen, se voyait entre les grandes lèvres. Le cœur fœtal battait régulièrement. Les contractions utérines revenaient toutes les trois ou quatre minutes et étaient énergiques. Le doigt introduit dans le vagin trouva l'orifice encore élevé et traversé par le membre inférieur, dont le pied se voyait à l'extérieur. L'autre membre était resté fléchi et le second pied était encore au niveau du détroit supérieur. Le cordon ombilical ne faisait pas procidence ; quant à l'orifice, il était déjà notablement dilaté. Le diamètre de son ouverture me parut être d'environ 4 à 5 centimètres : mais ce qui me frappa surtout, ce furent les modifications importantes qui s'étaient produites dans les rapports de la tumeur avec l'excavation pelvienne. Celle-ci, qui naguère, était obstruée dans plus des trois quarts de son étendue à la région supérieure, me parut débarrassée du fibrôme dans plus de la moitié de sa capacité, et c'est naturellement du côté gauche que la place s'était faite.

Ce résultat n'était pas dû à l'aplatissement de la tumeur, mais celle-ci avait évidemment exécuté un mouvement ascensionnel, et on la trouvait beaucoup plus volumineuse à droite de l'abdomen. Je compris que la malade était sauvée et que j'allai voir se compléter, par les seuls efforts naturels, ce qui était déjà si largement commencé. Je n'ai pas besoin de dire avec quel intérêt je suivis les différentes phases de ce travail. Je vis se produire une dilatation de plus en plus grande. La tumeur remonta progressivement vers l'abdomen, et bientôt ce qui restait encore dans la partie supérieure de l'excavation devint assez mobile pour qu'il me fût facile de l'en éloigner complétement avec le doigt.

Vers midi et quart, la dilatation était à peu près complète, et l'extrémité pelvienne un peu plus engagée. Voulant augmenter l'énergie des contractions utérines qui s'affaiblissaient depuis quelque temps, je fis prendre 2 grammes de seigle ergoté en quatre doses. L'action du médicament ne tarda à se faire sentir, et je plaçai alors la malade en travers, sur le bord d'un lit suffisamment élevé pour être en mesure de seconder le passage de l'enfant. Au moment d'une contraction, le doigt indicateur de

la main droite me servit à remonter au-dessus du détroit supérieur ce qui restait encore de la tumeur, et au même instant,
saisissant avec la main gauche le membre inférieur déjà sorti,
j'engageai définitivement le pelvis jusqu'au détroit inférieur.
Après avoir veillé à la sortie des hanches et m'être assuré de l'é-
tat du cordon, je dus intervenir pour le dégagement des bras,
qui s'étaient relevés. La manœuvre ne fut pas longue, mais de
plus grandes difficultés m'attendaient pour l'extraction de la
tête. J'avais eu soin de diriger l'occiput en avant, et cependant,
pour l'entraîner, il me fallut porter deux doigts de la main
droite dans la bouche et tirer assez fort pendant quelques minutes. Je dois dire, toutefois, que la difficulté ne dépendit pas
de la tumeur, mais bien du plancher du bassin, qui était épais
et résistant.

Le cordon fut coupé et lié immédiatement. L'enfant était pâle,
anémique et dans un état de mort apparente aussi complet que
possible. Ses membres étaient flasques ; il ne fit aucune inspira-
tion, et l'examen du cœur ne me permit pas de constater la
plus légère pulsation. Je le portai sur une table, et là, après
avoir débarrassé la bouche de mucosités abondantes et avoir
sans succès, pendant quelques minutes, employé les moyens ordinaires, j'eus recours à l'insufflation pulmonaire. Le premier
résultat obtenu fut de faire battre le cœur, et bientôt se produi-
sirent quelques inspirations spontanées. Après vingt ou vingt-
cinq minutes de soins, l'enfant était complétement ranimé et
poussait des cris rassurants.

Je revins alors à la mère, et trouvant le placenta dans la vagin, j'en fis l'extraction à l'aide de quelques tractions sur le
cordon. Il ne s'écoula qu'une très-petite quantité de sang,
moins que chez la plupart des femmes. L'état général était excellent, le pouls parfaitement calme, et M<sup>me</sup> L..., fut remise
dans son lit, très-heureuse d'en être quitte à si bon compte.
Avant de m'en aller, je voulus savoir ce qu'étaient devenues les
tumeurs, et je fis un examen par le ventre et par le vagin : l'ex-

cavation était complétement débarrassée. Le col seul, épais et peu long, en occupait le centre et était très-élevé.

A travers les parois abdominales, on sentait une grosse masse inégale dépassant de quatre travers de doigt la cicatrice ombilicale et s'étendant d'une fosse iliaque à l'autre. A droite, on distinguait le fibrôme inférieur, formant une grande partie de a tumeur et remontant jusqu'au-dessus de l'ombilic.

Plus à gauche que pendant la grossesse, la tumeur fibreuse pédiculée et plus mobile ; au milieu et à peu près au niveau de l'ombilic, le petit fibrôme à base large, toujours plus dur que les deux autres.

Les deux premiers jours se passèrent dans un état parfait. Lochies sanguines très-modérées, sans caillots et sans fétidité. Elle urine sans difficulté. Les nuits sont excellentes; pouls à 80. Pour boisson, infusion de fleurs de tilleul et du sirop de cerises étendu d'eau. Comme aliments, du bouillon et des potages.

Le 31 mai, même état général excellent. Il survient seulement de violentes tranchées utérines qui sont combattues avec avantage par des onctions sur l'abdomen avec une pommade belladonée et l'administration de petits lavements laudanisés. Poul

1er juin. Les coliques sont revenues pendant la nuit et ont été très-violentes. L'état général est d'ailleurs toujours satisfaisant. On revient à l'usage de la pommade belladonée et des lavements laudanisés, et le calme ne tarde pas à reparaître.

2 juin. Déjà, depuis la veille, la montée du lait a commencé à se faire. Je trouve les seins fermes et un peu sensibles au toucher ; le pouls bat toujours 80 fois par minute. M^me L... se plaint de nouveau de tranchées, qui sont encore calmées par les mêmes moyens. Le col, très-élevé, se trouve dans la direction de l'axe du détroit supérieur ; la tumeur ne s'est pas réengagée. Le fond de la matrice s'élève de trois doigts au-dessus de l'ombilic.

Le 3 juin, M^me L... est purgée avec 30 grammes d'huile de

ricin et du bouillon aux herbes. Plusieurs garde-robes sont obtenues et l'état est toujours excellent.

Le 4 et le 5 juin, rien de particulier à noter. On donne quelques aliments solides qui sont très-bien supportés.

Le 6. Le fond de l'utérus s'est encore abaissé : il ne dépasse plus que de deux doigts la cicatrice ombilicale. Le fibrôme inférieur diminue un peu de volume ; il en est de même de celui qui est pédiculé et toujours mobile. Depuis quelques jours, on le trouve presque constamment au-dessus de la région épigastrique, à peu près sur la ligne médiane.

Le 7. Le fond de l'utérus ne dépasse plus que d'un doigt l'ombilic. Il est vrai que le segment inférieur, moins volumineux, est un peu descendu dans l'excavation, entraînant le fibrôme qui remplit à peu près la moitié de la région supérieure de cette cavité. Il s'écoule toujours un peu de sang.

A partir de ce moment, j'ai vu M$^{me}$ L... presque tous les jours et je l'ai complétement examinée un grand nombre de fois. Pour ne pas augmenter les proportions de cette observation, déjà très-longue, je me contenterai de résumer très-brièvement les principales remarques que j'ai faites et surtout celles qui se rapportent au retrait de l'utérus et des tumeurs.

La masse totale représentée par l'utérus et les fibrômes qui en constituent maintenant la plus grande partie, s'élève encore, jusque vers le 15 juin, un peu au-dessus de l'ombilic. Dès cette époque, elle diminue insensiblement chaque jour, et il est facile de reconnaître que c'est aux dépens du tissu utérin que la diminution s'opère. Le corps fibreux pédiculé, qui était resté pendant plusieurs jours au-dessus de l'ombilic, se porte petit à petit à gauche et se cache de plus en plus dans la fosse iliaque de ce côté. Le corps fibreux principal entoure la partie inférieure de l'utérus dans plus de la moitié de sa circonférence. La partie inférieure reste définitivement engagée dans l'excavation, tandis que, par la partie supérieure, il continue à s'élever à plusieurs travers de doigt au-dessus du pubis. Quant au petit fibrôme, il occupe toujours la partie médiane ; il paraît se déta-

cher du fond de la matrice et reste longtemps voisin de l'ombilic. Un écoulement sanguin très-peu abondant dès le début a
continué, en diminuant, mais presque sans interruption, pendant quatre semaines. Durant tout ce temps, j'ai tenu M^me L...
couchée dans son lit, et c'est seulement lorsqu'elle n'a plus
rien perdu que je l'ai autorisée d'abord à se placer sur un ca-
napé, puis à faire quelques pas dans sa chambre et enfin bientôt
à sortir et à reprendre sa vie ordinaire. Je dois dire que tout
cela a pu être fait sans aucun inconvénient ; j'ai pris la précaution de lui faire porter une ceinture élastique pour soutenir la
région inférieure du ventre, et je continuai à la voir de temps
en temps pour étudier jusqu'à la fin ce qui se passerait du côté
des tumeurs.

Ma dernière visite est du 9 juillet, et voici ce que j'ai noté :

Le fond de l'utérus est à un travers de doigt au-dessous
de l'ombilic. Ce qui me démontre que c'est bien lui que je touche, c'est que je retrouve implanté, sur sa partie la plus élevée,
le petit fibrôme immobile dont j'ai si souvent parlé. Le fibrôme
du côté droit s'élève encore presque aussi haut que le fond de
la matrice. Par en bas, il plonge toujours dans l'excavation
dont il remplit encore une notable partie. Le col, peu saillant,
est incliné à gauche et en arrière et paraît se détacher comme
une saillie sculptée dans la masse fibreuse, qui le dépasse un
peu à droite. Le fibrôme pédiculé est couché dans la fosse iliaque gauche, dans laquelle il jouit d'une grande mobilité.

Quant au volume de ces tumeurs, il me paraît incontestable
qu'il a déjà très-sensiblement diminué. C'est surtout pour celle
qui est pédiculée que cela me paraît évident. La droite conserve
un diamètre vertical et considérable, mais il ne me paraît pas
douteux que transversalement, et d'avant en arrière, elle ait
déjà perdu sensiblement de ses dimensions.

Sous le rapport de la consistance, je crois pouvoir affirmer
également qu'elle devient chaque jour plus considérable. Au
reste, un mois et douze jours se sont à peine écoulés depuis l'accouchement, et l'observation de faits analogues m'a démontré

qu'il fallait un temps plus long pour bien apprécier les changements complets qui peuvent se produire dans les fibrômes utérins. Il sera donc intéressant de suivre encore pendant longtemps M^me L..., et je me ferai un devoir de soumettre à la Société mes nouvelles constatations.

J'ajoute en terminant que l'enfant, qui est du sexe masculin, ne pesait que 2 kilos 500 grammes au moment de la naissance. Il a été confié à une bonne nourrice, et aujourd'hui (9 juillet), il se développe à merveille et pèse 3 kilos 635 grammes.

*P.-S.* — J'ai vu M^me L..., pour la dernière fois, le 25 juillet. La diminution des tumeurs continue, d'une manière très-notable, du côté de l'abdomen et du côté de l'excavation pelvienne.

J'ai appris hier, 28, qu'elle avait ses règles depuis la veille. Je ne manquerai pas de l'examiner dans quelques jours, et à la manière dont les choses se sont passées depuis deux ou trois semaines, je ne doute pas qu'il ne me soit donné de constater une nouvelle diminution dans le volume des fibrômes.

Je ne manquerai pas de tenir la Société au courant des résultats que je constaterai. »

Après avoir reproduit *in extenso* ces deux observations très-importantes qui se ressemblent par des points communs nombreux, il n'est pas sans intérêt de voir les conclusions que chacun de ces deux chirurgiens a cru devoir tirer des faits rapportés.

Ainsi, M. Guéniot, après s'être un peu trop longuement étendu, à notre avis, sur un traitement préventif de la péritonite par l'exclusion d'une médication fortifiante, conclut que les causes du déplacement de la tumeur sont au nombre de trois :

1° L'implantation de la tumeur sur le col utérin, qui fait que, lors de l'effacement du col, cette tumeur se trouve occuper le bord même de l'orifice ;

2° Contractions utérines ;

3° La dilatation progressive de l'orifice.

Ce mouvement d'élévation a en outre été aidé par :

1° L'écoulement d'une grande quantité de liquide amniotique, qui, en produisant une déplétion partielle de l'utérus, provoqua le retrait des parois de l'organe, et, à un faible degré, l'élévation du segment inférieur ;

2° L'attitude particulière que je fis prendre à la malade pendant les contractions ;

3° La présence d'une extrémité de l'ovoïde fœtal au détroit supérieur, extrémité qui, pressée fortement de haut en bas par les contractions utérines, s'insinua peu à peu dans l'espace libre du canal pelvien en même temps que le fibrôme était sollicité en sens inverse par les mêmes contractions.

A l'avis de M. Guéniot, ce genre de tumeur sessile et sous-péritonéale implantée sur le col de la matrice est plus favorable que si elle existait sur la partie inférieure du corps de cet organe, parce que dans ce dernier cas elle est sujette à persister en raison même du point d'implantation qui soustrait la tumeur aux causes de déplacements citées plus haut.

M. Guéniot se demande, sans résoudre la question, s'il ne serait pas plus avantageux de faire la version pour amener au détroit supérieur des parties progressivemeut plus volumineuses, telles que jambes, cuisses, tronc..., qui s'engageront plus facilement dans l'espace libre laissé au détroit abdominal.

Enfin, il termine en disant que :

1° La réalité des modifications (augmentation et ramollissement) imprimées à certains fibrômes utérins par la gestation, quoique très-vraisemblable, manque cependant encore d'une rigoureuse démonstration.

2° Que l'influence dont il s'agit étant supposée incontestable, on ne saurait la considérer jusqu'ici que comme un fait purement exceptionnel.

Transcrivons maintenant les conclusions de M. Depaul :

1° Les fibrômes utérins péritonéaux ne sont pas rares ;

2° Ils peuvent être pédiculés, interstitiels ou à large base.

3° Les premiers n'apportent pas de troubles notables dans la menstruation ; ils ne s'opposent pas à la fécondation, et ils n'empêchent pas habituellement la grossesse de parcourir toutes ses périodes.

4° Les seconds, quand ils sont peu volumineux, sont presque aussi inoffensifs au triple point de vue que je viens de signaler ; mais, quand ils sont considérables et qu'ils ont une large base, ils peuvent troubler le développement normal de l'utérus et provoquer l'expulsion prématurée du produit de la conception.

5° L'influence de la grossesse sur les fibrômes utérins péritonéaux ne saurait être contestée. Il est démontré par les faits les plus positifs qu'ils s'accroissent presque toujours et dans des proportions souvent très-considérables pendant la durée de la gestation.

6° En même temps qu'ils augmentent de volume, on remarque généralement que leur consistance diminue un peu, surtout dans les couches les plus extérieures.

7° Ces deux phénomènes (augmentation de volume et ramollissement) sont plus marqués pour les fibrômes interstitiels à large base que pour ceux qui sont nettement pédiculés.

8° Les fibrômes interstitiels qui se développent un peu du côté du péritoine, s'accroissent aussi par leur base, de telle sorte qu'ils paraissent comme aplatis.

9° Cette disposition n'est pas le résultat exclusif de la compression que les corps fibreux subissent entre les parois abdominales et l'utérus ; elle se rattache surtout au développement progressif du tissu utérin , qui étale et entraîne le tissu du fibrome qui s'hypertrophie lui-même.

10° Les fibrômes utérins péritonéaux à large base peuvent irriter l'utérus, donner même lieu à la métrite et faire courir de véritables dangers à la femme enceinte ( toutefois ce résultat s'observe rarement ).

11° Ceux de ces corps qui, par leur situation, sont exposés à se développer du côté de l'excavation pelvienne, peuvent donner lieu à la compression de la vessie et du rectum, au déplacement de la matrice, et, dans quelques cas graves, faire naître les phénomènes de l'étranglement interne.

12° Les accidents deviennent alors si graves et si pressants, qu'il ne reste plus de ressource pour soustraire la femme à une mort imminente que dans la provocation de l'avortement.

13° Les cas où ils troublent si profondément la marche de la grossesse sont heureusement fort rares, et alors, même quand ils obstruent presque complétement l'excavation du bassin, pourvu qu'ils partent du col ou de la partie inférieure du corps, pourvu que, par une large base, ils tiennent à une portion notable de la circonférence utérine, tout espoir n'est pas perdu. Les forces qui président à la dilatation du col, les changements qui se passent dans la forme de l'utérus, après la rupture des membranes, peuvent, par un mécanisme facile à comprendre, éloigner progressivement la tumeur, désobstruer le bassin et ouvrir un passage facile à l'enfant.

14° Si les deux faits que M. Guéniot et moi avons fait connaître à la Société de chirurgie permettent d'entrevoir la possibilité d'une terminaison aussi heureuse, il ne faut pas oublier que la science en possède beaucoup d'autres dans lesquels la nature a été impuissante, et pour lesquels il a fallu intervenir tantôt par le forceps, tantôt par embryotomie, tantôt même par l'opération césarienne.

15° Certains fibrômes utérins péritonéaux constituent une des plus graves complications de la grossesse et soulèvent les questions les plus embarrassantes de l'obstétrique. La science est loin d'être faite sur ce point important, qui est digne de toutes les méditations des chirurgiens.

Il nous reste bien peu de chose à ajouter, après les conclusions aussi nettes de M. le professeur Depaul. Nous nous contenterons de résumer à notre tour les indications que présentent les tumeurs fibreuses de l'utérus.

On peut faire une division qui serait celle-ci :

1° La tumeur est pédiculée ou appartient au corps de l'utérus assez loin de l'orifice.

Dans ce cas, la tumeur peut rétrécir le détroit inférieur, comme nous le prouve la troisième observation que j'ai rapportée. Ou bien elle descend dans l'excavation et ne saurait remonter, au moment des contractions utérines et de la dilatation de l'orifice. Enfin, elle peut envahir le détroit supérieur, et les conditions d'implantation que nous lui supposons ne permettent pas d'espérer un déplacement.

Le médecin devra apprécier l'espace laissé vide entre les parties osseuses et la tumeur, et, d'après le degré de rétrécissement du canal pelvien, agir de la façon que nous avons indiquée, soit pour le détroit inférieur, soit pour le détroit supérieur, soit pour l'excavation.

Ces deux derniers exemples ordonnent de faire une large part à la nature, d'autant que, le plus souvent, le médecin n'est prévenu que très-tard, et qu'on ne peut plus guère songer à l'avortement. J'avoue que, dans le cas contraire, c'est-à-dire si l'on est à même d'examiner la malade dans les premiers mois de la grossesse, la position de l'accoucheur est fort embarrassante, et, comme M. Depaul, je pense qu'il est nécessaire d'avoir de nouveaux exemples pour se prononcer d'une façon catégorique.

Avant de terminer ce chapitre, il est bon de dire que l'assertion de M. Guéniot, à savoir : que ces tumeurs n'augmentent pas de volume pendant la grossesse, a soulevé une discussion au sein de la Société de chirurgie, et de cette discussion est résultée la preuve que non-seulement ces tumeurs augmentaient d'une façon très-notable pendant la gestation, mais que, de plus, il pouvait se faire qu'elles diminuassent considérablement après.

Une autre question posée par M. Guéniot était celle-ci : Ne serait-il pas préférable de faire la version pour engager dans le détroit supérieur les parties de l'enfant les moins volumineuses, de telle sorte que le fœtus, poussé par les contractions utérines, jouerait en quelque sorte l'office de coin? M. Depaul n'est pas de cet avis ; il pense que, le plus souvent, la version sera impossible par suite de la présence de la tumeur. M. Tarnier soutient, au contraire, cette proposition, en s'appuyant sur deux observations qui lui appartiennent et dans lesquelles il a vu l'enfant naître vivant, après avoir passé, en s'engageant par les pieds, dans un bassin considérablement rétréci par la présence de tu-·meurs semblables à celles que MM. Depaul et Guéniot ont obser-vées. Des faits postérieurs sont encore nécessaires pour asseoir des indications plus précises.

## CHAPITRE II.

### § I. — *Fréquence des degrés de rétrécissement.*

Sur les 414 bassins qui font l'objet de ce travail, il y en a 86 dont le degré de rétrécissement n'a pas été marqué. Sur les autres, c'est-à-dire sur un chiffre de 328, on compte :

| | | | | | |
|---|---|---|---|---|---|
| Au-dessus de 9 centimètres 1/2. . . . . . . . . . | | | | | 1 |
| — | de 9 1/2 — | | à 9 centimètres, | | 58 |
| — | de 9 | — | à 8 | — | 135 |
| — | de 8 | — | à 7 | — | 81 |
| — | de 7 | — | à 6 | — | 40 |
| — | de 6 | — | à 5 | — | 13 |
| Au-dessous de 5 | — | — | — | | — |
| | | | | | 328 |

Il est donc facile de voir que le plus grand nombre des bassins viciés présentent de 8 à 9 centimètres dans leur diamètre antéro-postérieur.

On peut s'étonner de ne pas trouver qu'un seul bassin présentant un rétrécissement moindre que 9 centimètres 1/2. D'abord cela tient à plusieurs causes. Nous avons vu, en effet, que la plus grande partie des vices de conformation provenait du rachitisme. Or cette maladie, propre à l'enfance, attaque les os incomplétement ossifiés et très-malléables; aussi leur imprime-t-elle des déviations assez importantes et presque toujours de plus d'un centimètre d'étendue dans le diamètre antéro-postérieur. De plus, la plupart des mensurations ont été faites avec le doigt, par un procédé que nous examinerons plus loin, et il n'est pas toujours facile d'arriver, par ce moyen, sur l'angle sacro-vertébral, lorsque, par exemple, le rétrécissement n'est que d'un centimètre. Enfin, bien des femmes accouchent spontanément, malgré une faible angustie pelvienne, et si les membres ne portent pas des traces bien évidentes de rachitisme, ce bassin rétréci passera inaperçu.

Quant aux rétrécissements au-dessous de 5 centimètres, on sait qu'ils sont fort rares et que le plus souvent ils proviennent de femmes ostéomalaciques. Or, nous n'avons qu'un fait de ce genre, et il n'est pas étonnant que nous n'ayons pas d'exemple d'une semblable angustie.

## § II. — *Diagnostic.*

Nous avons exposé, en traitant du rachitisme, de l'ostéomalacie, des luxations coxo-fémorales, les signes extérieurs par lesquels un accoucheur reconnaît un vice de conformation du bassin. Mais pour régler sa conduite cela ne suffit pas, il faut encore se rendre compte du degré de rétrécissement; c'est pour atteindre ce but que l'on se sert d'instruments nommés pelvimètres.

Il y a des pelvimètres de plusieurs formes et de plusieurs époques. Nous n'avons pas l'intention de les décrire tous. Nous ne parlerons que du pelvimètre de Baudelocque, qui est le plus employé, et nous mentionnerons une modification importante que M. Depaul vient d'apporter à cet instrument. Puis nous exposerons le procédé de mensuration avec le doigt et nous ferons ensuite la démonstration d'un pelvimètre appartenant à M. Tarnier, qui permet dans certains cas de constater avec plus d'exactitude le degré d'angustie pelvienne, tout en dérivant du mode d'exploration précédent.

Le pelvimètre de Baudelocque est si connu, que je ne crois

devoir le décrire que très-succinctement. C'est un simple compas
d'épaisseur dont les deux branches, en se rejoignant, forment
une circonférence parfaite. Cette circonférence, ouverte en haut
pour saisir les objets qu'il s'agit de mesurer, porte en bas, en
un point diamétralement opposé, une tige graduée, qui, fixée à
l'une des branches, glisse dans l'épaisseur de l'autre à mesure
que le compas est ouvert. Une charnière montée et placée derrière la règle graduée complète l'instrument.

On ne se sert de ce pelvimètre que pour pratiquer la mensuration externe du bassin ; pour cela, une extrémité est placée sur
la partie supérieure de la symphyse pubienne, et l'extrémité
de l'autre branche sur l'apophyse épineuse de la première vertèbre
sacrée. On lit le résultat sur la tige graduée, et l'on doit, dans un
bassin bien conformé, trouver 19 centimètres. C'est donc 8 centimètres à déduire dans la mensuration du diamètre antéro-
postérieur, puisque le bassin normal n'a dans ce sens que
11 centimètres. Je n'ai pas besoin d'insister sur l'inexacti-
tude des résultats obtenus avec cet instrument. Il est difficile
d'admettre que chez toutes les femmes l'épaisseur des parties
molles et celle des os sera exactement la même ; nous avons vu
en effet que le rachitisme transforme les os et qu'on ne saurait as-
signer sur un bassin vicié telle épaisseur au sacrum et à la symphyse pubienne ; aussi ne peut-on pas compter sur les résultats
obtenus avec ce compas pour régler la conduite à tenir dans
des vices de conformation du bassin. Tout au plus doit-on
s'en servir pour calculer approximativement le degré d'angustie pelvienne d'une jeune fille mal conformée et dont les
parents désirent connaître la situation avant le mariage ; un
centimètre de plus ou de moins fait peu de chose en pareil cas,
et il serait cependant à désirer que l'on puisse mieux renseigner
la famille. Les progrès que l'accouchement prématuré a fait
faire à la science permettent aujourd'hui d'obtenir un enfant
vivant et viable dans des bassins qui jusqu'alors avaient été re-
gardés comme incapables de permettre le passage d'un enfant
dans ces conditions. Il y a trop d'intérêts sociaux en jeu pour

que l'on puisse se prononcer à la légère, et c'est avec la plus grande réserve qu'un médecin devra déclarer incapable d'être mère une jeune fille qui lui sera présentée et dont le bassin mesuré avec le pelvimètre de Baudelocque aura fait connaître un rétrécissement exagéré.

M. Depaul, à la suite d'un exemple de rétrécissement du détroit inférieur, fit subir au pelvimètre de Baudelocque une modification qui transforma cet instrument en pelvimètre interne pour le détroit inférieur, tout en lui conservant la possibilité de servir pour la mesure externe du détroit supérieur. Les deux branches de l'instrument, au lieu de simuler une circonférence lorsqu'elles sont rapprochées l'une de l'autre, représentent un huit de chiffre très-allongé dont la grosse extrémité est tournée en haut et la petite en bas. La charnière est placée à la partie la plus inférieure de la petite extrémité, de plus les deux branches au lieu de se rejoindre et de se mettre en contact par leurs extrémités boutonnées, comme dans le pelvimètre de Baudelocque, se croisent l'une sur l'autre. Une double échelle graduée est fixée le long des bras des branches de l'instrument et se meut dans un piton mobile qui se fixe sur l'autre branche. Lorsque l'on veut se servir de ce pelvimètre pour mesurer à l'extérieur comme avec un compas d'épaisseur, on l'ouvre de façon que les deux extrémités soient dirigées en dedans l'une vers l'autre. On en saisit alors l'objet à mesurer, et on lit sur l'échelle le chiffre indiquant l'écartement des branches. Si au contraire on veut s'en servir comme d'un pelvimètre interne pour le détroit inférieur à mesurer, par exemple, l'écartement des branches ischio-pubiennes en un point déterminé, les branches sont croisées en sens inverse, et les deux extrémités dirigées en dehors s'appuient sur les parties dont on veut connaître l'éloignement, puis la tige graduée étant retournée, on lit le chiffre correspondant. Cet instrument peut certainement rendre des services ; mais tel qu'il a été construit par M. Mathieu, il présente quelques inconvénients. D'abord il est trop petit pour servir de compas d'épaisseur à la manière du pelvimètre de Baudelocque. Les branches qui ne sont pas excavées comme celles de cet instrument se heurtent contre les hanches si l'on mesure le diamètre antéro-postérieur par le côté, et leur écartement n'est pas suffisant pour loger le périnée si l'on opère entre les jambes de la femme. De plus, la tige graduée mobile se dérange facilement; le piton dans lequel elle glisse, ne pouvant être fixé à une branche qui change complétement de direction suivant le service que l'on demande au pelvimètre, se détache facilement et devient la cause de quelques petites erreurs ou de longueurs pour arriver au but. J'ai fait faire chez MM. Robert et Collin un pelvimètre construit sur la même forme qui remédie à ces deux inconvénients; il est d'abord de 35 centimètres, tandis que l'autre n'a que 25 centimètres, et il peut remplir l'office du pelvimètre de Baudelocque comme je m'en suis assuré sur plusieurs femmes enceintes; de plus, les constructeurs ont adapté à son extrémité inférieure une aiguille qui se déplace sur un cadran divisé en deux parties. Lorsque les branches ont leurs extrémités dirigées en dedans, l'aiguille se meut sur une des moitiés du cadran et peut signaler un écartement de 38 centimètres à la partie supérieure; lorsque au contraire les extrémités sont dirigées en dehors, l'aiguille indique sur l'autre côté du cadran un même écartement.

Le mode de mensuration qui jusqu'ici a donné les résultats les plus exacts est le procédé du doigt. M. P. Dubois, M. Depaul, et tous les accoucheurs qui ont reconnu toutes les inexactitudes du pelvimètre de Baudelocque et d'autres tels que ceux de Coutouly, de Van Heuvel, etc., ont toujours préféré se servir du doigt pour apprécier le degré de rétrécissement. A cet effet, l'index est porté dans le vagin et l'extrémité digitale s'applique sur l'angle sacro-vertébral; cela fait, on relève la partie supérieure du doigt de manière que le métacarpien correspondant vienne s'appliquer contre la partie inférieure de la symphyse pubienne; puis avec l'autre main on marque exactement le point de rencontre du doigt et de cette partie de la symphyse pubienne; on retire l'index et on mesure la distance ainsi obtenue qui traduit exactement l'écartement de l'angle sacro-vertébral avec la partie inférieure de la symphyse du pubis (diamètre sacro-sous-pubien). Mais comme ce n'est pas cette distance qu'il importe de connaître, mais bien le diamètre sacro-pubien qui part de la partie supérieure de la même symphyse, on est obligé de faire une petite transformation. L'obliquité de la mesure ainsi obtenue par rapport à celle que l'on cherche, puis l'épaisseur des parties molles sont représentées approximativement par 1 centimètre 1/2. On retranchera donc du chiffre obtenu 1 centimètre 1/2, et l'on aura l'étendue du diamètre antéro-postérieur. Comme on le voit, ce procédé n'est pas d'une exactitude scrupuleuse; néanmoins on a eu trop souvent l'occasion de vérifier à l'autopsie la justesse du diagnostic basé sur ces données, et l'on a vu qu'à quelques millimètres près on obtenait exactement le degré du rétrécissement par cette méthode. Je dirai seulement qu'il faut apporter le plus grand soin à cette opération et ne pas prendre, ce qui s'est vu, l'union de la première vertèbre sacrée avec la deuxième, pour l'angle sacro-vertébral.

M. Pajot s'était fait faire un doigtier gradué de façon, qu'en retirant l'index du vagin, il pouvait lire de suite le degré de rétrécissement, sans avoir besoin d'une règle pour mesurer. Ce procédé peut être bon et met certainement de côté une cause d'erreur, à la vérité minime, mais j'ai peur que l'extrémité digitale, enveloppée par le doigtier, perdant une partie de sa sensibilité tactile, ne pose pas toujours exactement sur l'angle sacro-vertébral.

M. Tarnier fit faire une tige flexible qui possède l'avantage, lorsqu'on la ploie, de conserver la position dans laquelle on la met; le plomb est la matière qui entre en plus grande quantité dans cette tige, qui n'a pas plus d'un et demi à 2 millimètres de diamètre sur 40 centimètres de longueur. A l'une des extrémités est fixée une bague ouverte du même alliage, à l'autre, une soie de sanglier, qui se termine par une petite boule de cire rouge. On commence par entourer la troisième phalange de l'index avec la bague qui serre un peu le doigt sur lequel elle est solidement fixée avec une bandelette de diachylon; puis l'on pratique le toucher comme précédemment, en entraînant avec son doigt la tige qui y est fixée. Lorsque le bout du doigt est arrivé sur l'angle sacro-vertébral, on replie la tige de façon que la boule de cire affleure l'extrémité inférieure de la symphyse pubienne; puis on retire le doigt. La tige ayant la propriété de conserver la forme qui lui a été donnée, indiquera le point où se trouvait la symphyse pubienne; l'extrémité du doigt indique le point où était l'angle sacro-vertébral, de sorte qu'il n'y a plus qu'à mesurer la distance qui sépare l'extrémité digitale du doigt de la boule de cire, pour avoir un chiffre représentant la mesure que l'on cherche. On fait comme précédemment une déduction de 1 centimètre 1{2 et l'on a l'étendue du diamètre sacro-pubien. C'est à la troisième phalange qu'il faut fixer la bague ; car si on la plaçait à la deuxième, par exemple, les mouvements imprimés à la troisième phalange sur la seconde modifieraient les résultats trouvés, tandis qu'en s'y prenant comme je l'indique, la phalange en changeant de position entraîne la tige avec elle et la distance ne change pas entre l'extrémité du doigt et la soie de sanglier.

Ce procédé peut dans quelques cas présenter des avantages : les résultats obtenus sont assez exacts, parce que la soie de sanglier indique, d'une façon plus précise, le point où l'on rencontrait la partie inférieure de la symphyse pubienne, et sa ténuité permet d'arriver sur une échelle quelconque à des fractions plus minimes. Il sera bon de se servir de cet instrument surtout après un léger engagement de la tête du fœtus ou bien d'une bosse séro-sanguine.

En effet, dans le mode de mensuration avec le doigt, il faut nécessairement que rien ne soit interposé entre l'angle sacro-vertébral et la partie inférieure de la symphyse pubienne. Si la tête est légèrement engagée, ou si (ce qui est plus fréquent) une bosse séro-sanguine souvent considérable s'est développée, le doigt est obligé de faire une courbe et contourner la tête pour arriver sur le promontoire. Avec le pelvimètre de M. Tarnier, on remédie à cet inconvénient; et tant que le doigt pourra parvenir sur l'angle sacro-vertébral, en déprimant même le périnée, ou bien en introduisant la main dans le vagin, on est sûr de connaître la mesure exacte du rétrécissement du bassin. La seule précaution à prendre est de ne pas heurter la tige flexible, lorsque l'on retire son doigt ou sa main du vagin, car on changerait la forme qui lui a été donnée et les résultats n'auraient plus d'exactitude. Cette tige, flexible dans tous les sens, peut servir aussi à la mensuration externe du bassin et remplacer le pelvimètre de Baudelocque. On peut aussi en faire usage pour mesurer les différents diamètres de la tête fœtale.

Tels sont les procédés les plus employés et les plus exacts pour établir le diagnostic des rétrécissements du bassin ; nous allons étudier maintenant les indications à remplir pour le médecin, lorsqu'il se trouve en présence d'un bassin vicié dont il connaît, au moins approximativement, le degré de rétrécissement.

## CHAPITRE III.

### EXAMEN DES DIVERSES OBSERVATIONS RELEVÉES SUR LES BULLETINS DE LA CLINIQUE D'ACCOUCHEMENT.

Les 414 observations que nous avons relevées dans les bulletins de la Clinique pouvaient être classées de plusieurs manières : nous avons préféré les ranger suivant le mode de terminaison, afin que l'on puisse se faire une idée exacte des résultats de chaque opération; nous avons cru également devoir faire suivre chaque tableau de quelques réflexions appuyées sur des données approximatives, il est vrai; mais la position de l'hôpital des Cliniques, sa clientèle, l'état sanitaire général, ne nous permettaient pas de donner des résultats plus exacts.

## 1ᵉʳ Tableau — Cas de Rétrécissements du Bassin terminés spontanément.

Column groups: **Rétrécissements** (Degré, Siège, Cause) · **Accouchements précéd.ᵗˢ** (Avant terme, À terme, Terminaison: Mode / Enfant) · Rétablissement · Dernières Règles · Présentation · Position · Complications · **Dernier Accouchemens** (Durée du travail, Date de l'accouchement, Poids de l'enfant, État de l'enfant: Naissance / Sortie de l'hôpital, Diamètre de la tête de l'enfant: OF / OM / BP / SB) · Suites de Couches · État de la mère · Observations.

| Degré | Siège | Cause | Av. terme | À terme | Mode | Enfant | Rétabl. | Dernières Règles | Présentation | Position | Complications | Durée du travail | Date de l'accouchement | Poids de l'enfant | Naissance | Sortie | OF | OM | BP | SB | Suites de Couches | État de la mère | Observations |
|---|---|---|---|---|---|---|---|---|---|---|---|---|---|---|---|---|---|---|---|---|---|---|---|
| 96 | Supérieur | Rachitisme | ... | 2 | Forceps | Vivant | Régulier | 9 Octobre 67 | Siège | ? | — | 52 h. ½ | 5 Juillet 68 | 2190 | Vivant | Vivant | 11½ | 12½ | 9 | 9½ | — | Bon | |
| 95 | Supér. | Rachit. | ... | ... | ... | ... | Régul. | Avril 54 | Soupçon | Gauche ant.ᵉ | — | 30 ½ | 10 Xbre 54 | 2745 | Mort | Mort | 11 | 13 | 8 | 9 | — | Bon | |
| 95 | Supér. | Rachit. | 1 | ... | Spontané | Mort | Régul. | 15 Décemb. 57 | Somm | Gauche ant. | — | 6 ½ | 23 7bre 58 | 2750 | Mort | Mort | | | | | — | Bon | Enfant macéré |
| 95 | Supér. | Rachit. | ... | ... | ... | ... | Régul. | ? | Somm | Gauche ant. | — | 6 | 30 Juillet 59 | | Mort | Mort | | | | | — | Bon | |
| 95 | Supér. | Rachit. | ... | 3 | Laborieux | Mort | Régul. | 25 Août 65 | Somm | ? | Procidence du cordon | 8 ½ | 24 Mai 66 | 2400 | Mort | Mort | 11 | 12 | 9 | 9 | — | Bon | |
| 95 | Supér. | Rachit. | ... | ... | ... | ... | Régul. | ? | Somm | Droite post ᵗ | — | 13 ¾ | 5 Mai 68 | 3000 | Vivant | Vivant | 11½ | 13 | 10 | 10½ | — | Bon | |
| 93 | Supér. | Rachit. | ... | 1 | Spont. | Mort | Régul. | 31 Septemb. 64 | Somm | Gauche ant | — | 4 ½ | 5 Juillet 65 | 2980 | Vivant | Vivant | | | | | — | Bon | |
| 90 | Supér. | Rachit. | ... | 1 | Spont. | Vivant | Régul. | 6 Avril 53 | Somm | ? | — | 57 | 6 Janvier 54 | 3350 | Vivant | Vivant | 12½ | 14 | 9½ | 9½ | — | Bon | |
| 90 | Supér. | Rachit. | ... | ... | ... | ... | Régul. | ? | Somm | Droite post | — | 13 ½ | 8 Mai 54 | 3150 | Vivant | Vivant | 12½ | 14½ | 9 | 9 | — | Bon | |
| 90 | Supér. | Rachit. | ... | 1 | Laborieux | Mort | Régul. | 3 Juillet 54 | Somm | Droite post | — | 5 R. 10 | 18 Février 55 | 1625 | Vivant | Vivant | 10 | 11½ | 9 | 9 | — | Bon | |
| 90 | Supér. | Rachit. | ... | 1 | ... | ... | Régul. | 15 Juillet 54 | Somm | Gauche ant | — | 40 | 9 Avril 55 | 2000 | Vivant | Vivant | 11 | 13 | 9 | 9 | — | Bon | |
| 90 | Supér. | Rachit. | ... | 1 | Forceps | Vivant | Régul. | 7bre 54 | Somm | Gauche ant | — | 7 ½ | 21 Juin 55 | 2800 | Vivant | Vivant | 11 | 12½ | 9 | 10 | — | Bon | |
| 90 | Supér. | Rachit. | ... | ... | ... | ... | Régul. | ? | Somm | Gauche ant. | — | 55 | 19 Janv. 56 | 2650 | Vivant | Vivant | 12 | 14½ | 9 | 10½ | — | Bon | |
| 90 | Supér. | Rachit. | ... | 1 | Spont. | Vivant | Régul. | ? | Somm | Droite post | — | 11 | 29 Janv. 60 | 2550 | Mort | Mort | | | | | — | Mort | |
| 90 | Supér. | Rachit. | ... | ... | ... | ... | Irrégul. | ? | Somm | ? | — | 8 | 13 Xbre 60 | | Mort | Mort | | | | | — | Mort | |
| 90 | Supér. | Rachit. | ... | 2 | Spont. | Vivant | Irrégul. | Février 60 | Épaule | ? | Procidence du cordon | 13 ¾ | 28 Xbre 60 | 3500 | Vivant | Vivant | 12 | 14 | 9½ | 10 | — | Mort | Changemt de présentation de l'épaule en vertex |
| 90 | Supér. | Rachit. | ... | ... | ... | ... | Régul. | 13 Février 62 | Somm | Gauche ant | — | 40 | 12 8bre 62 | 2700 | Vivant | Vivant | 11 | 12½ | 9 | 10 | — | Bon | |
| 90 | Supér. | Rachit. | ... | 1 | Spont. | Vivant | Régul. | 20 Février 62 | Somm | Droite post | — | 37 | 27 9bre 62 | 2550 | Vivant | Vivant | 12 | 13 | 8½ | 10 | — | Bon | |
| 90 | Supér. | Rachit. | ... | ... | ... | ... | Régul. | 15 Xbre 62 | Somm | Gauche ant | — | 14 | 28 7bre 63 | 3100 | Vivant | Vivant | 11 | 13 | 9½ | 10 | — | Bon | |
| 90 | Supér. | Rachit. | ... | ... | ... | ... | Régul. | 5 Mars 63 | Somm | Gauche ant. | — | 22 | 22 Xbre 63 | 2980 | Vivant | Vivant | 12 | 14 | 9 | 10 | — | Bon | |
| 90 | Supér. | Rachit. | 2 | ... | Spont. | ? | Régul. | Juin 63 | Somm | ? | — | 23 | 19 Février 64 | 1700 | Mort | Mort | 9½ | 11½ | 7½ | 8 | — | Bon | |
| 90 | Supér. | Rachit. | ... | ... | ... | ... | Régul. | 10 Janvier 64 | Somm | Droite post | — | 32 | 23 8bre 64 | 3150 | Vivant | Vivant | 11½ | 13½ | 8½ | 9 | — | Bon | |
| 90 | Supér. | Rachit. | ... | ... | ... | ... | Régul. | 18 Juillet 65 | Somm | Gauche ant. | — | 10 | 4 mai 66 | 3350 | Vivant | Vivant | 12 | 14½ | 8½ | 9½ | — | Bon | |
| 90 | Supér. | Rachit. | ... | 3 | Spont. | Vivant | Régul. | 15 avril 66 | Somm | Gauche ant. | — | 5 ½ | 29 Janv. 67 | 4400 | Vivant | Vivant | 13 | 13 | 10 | 10½ | — | Bon | Manie puerpérale |
| 90 | Supér. | Rachit. | ... | 1 | Spont. | Vivant | Régul. | ? | Somm | Gauche ant. | — | 7 ¾ | 9 Février 67 | 3200 | Vivant | Vivant | 11 | 13 | 10 | 10 | — | Bon | |
| 85 | Supér. | Rachit. | ... | ... | ... | ... | Régul. | ? | Somm | Gauche ant. | — | 21 | 25 Janvier 54 | 2500 | Vivant | Vivant | 11 | 13 | 9 | 9½ | — | Bon | |
| 85 | Supér. | Rachit. | 1 | ... | Spont. | Mort | Régul. | 5 9bre 54 | Somm | Droite post. | — | 8 | 21 Juill. 55 | 3700 | Vivant | Vivant | 12 | 14½ | 10 | 10 | — | Bon | |
| 85 | Supér. | Rachit. | ... | ... | ... | ... | Régul. | 25 7bre 57 | Siège | ? | — | 53 | 31 mai 58 | 2750 | Vivant | Vivant | 10 | 12 | 9 | 10 | — | Bon | |
| 85 | Supér. | Rachit. | 1 | ... | Spont. | Mort | Régul. | ? | Siège | ? | — | 36 | 10 Février 59 | 1700 | Mort | Mort | 10 | 12 | 8 | 9 | — | Bon | |
| 85 | Supér. | Rachit. | ... | ... | ... | ... | Régul. | 8 Avril 59 | Somm | Gauche ant. | — | ? | 10 Janv. 60 | 2900 | Vivant | Vivant | | | | | Métropéritonite | Bon | |
| 85 | Supér. | Rachit. | 2 | ... | Spont. | ? | Régul. | 28 août 60 | Somm | Gauche ant | — | 17 | 20 mai 61 | 3100 | Vivant | Vivant | 12 | 13 | 9 | 9½ | — | Bon | |
| 85 | Supér. | Rachit. | ... | ... | ... | ... | Irrégul. | 15 Février 61 | Somm | ? | — | 15 ½ | 24 8bre 61 | 3250 | Mort | Mort | 10½ | 13 | 9 | 8 | — | Bon | |
| 85 | Supér. | Rachit. | 2 | ... | Spont. | ? | Régul. | 6 Décemb. 61 | Somm | ? | — | 4 ½ | 10 7bre 62 | 2900 | Vivant | Vivant | 11 | 13½ | 9 | 10 | — | Bon | |
| 85 | Supér. | Rachit. | ... | 1 | ? | Mort | Régul. | 27 9bre 52 | Somm | Gauche transv.ᵉ | — | 12 | 27 Août 63 | 3350 | Vivant | Vivant | 11½ | 13½ | 9 | 9½ | — | Bon | |
| 85 | Supér. | Rachit. | ... | ... | ... | ... | Régul. | Juillet 68 | Somm | Gauche ant. | — | 18 | 2 Avril 64 | 2260 | Vivant | Mort | 11 | 13 | 8 | 8 | — | Bon | |

| Rétrécissements | | | Accouchements précéd^ts | | | | Accouchement actuel | Dernières Règles | Présentation | Position | Complications | Durée du travail | Date de l'Accouchement | Poids de l'Enfant | État de l'Enfant Naissance | Sortie de l'hôpital | OF | OM | BP | SB | Suites de Couches | État de la mère | Observations |
|---|---|---|---|---|---|---|---|---|---|---|---|---|---|---|---|---|---|---|---|---|---|---|---|
| Degré | Siége | Cause | à terme | Avant terme | Mode | Enfants | | | | | | | | | | | | | | | | | |
| 85 | Supérieur | Rachitisme | ... | ... | ... | ... | Régulier | 1er mars 64 | Somm. | Gauche ant. | | 58 | 31 X^bre 64 | 3350 | Vivant | Vivant | 11½ | — | 9 | 9½ | Métrite | Bon | |
| 85 | Supér. | Rachit. | 3 | 2 | Céphalotrip. | Morts | Régul. | mai 64 | Somm. | Gauche ant. | | 8¾ | 19 Février 65 | 3050 | Mort | Mort | 11 | 12 | 10 | 10 | | Bon | |
| 85 | Supér. | Rachit. | ... | ... | | | Régul. | ? | Somm. | Gauche ant. | | 12 | 17 mars 65 | 2800 | Vivant | Mort | 10 | 12 | 6 | 8½ | | Bon | |
| 85 | Supér. | Rachit. | ... | ... | | | Régul. | 1er août 64 | Somm. | Gauche ant. | | 23 | 18 avril 65 | 2400 | Vivant | Vivant | 11 | 13 | 9 | 9½ | | Bon | |
| 85 | Supér. | Rachit. | ... | ... | | | Régul. | ? | Somm. | Droite post. | | 35½ | 4 juillet 65 | 2580 | Vivant | Vivant | 10 | 14 | 8 | 10 | | Bon | |
| 85 | Supér. | Rachit. | ... | 2 | Spontané | Vivant | Régul. | 24 janv. 65 | Somm. | Gauche ant. | | 7 | 31 8bre 65 | 3220 | Vivant | Vivant | 12 | 14 | 9 | 10 | | Bon | |
| 85 | Supér. | Rachit. | ... | 1 | Spont. | Vivant | Régul. | 12 avril 65 | Somm. | Gauche ant. | | 48 | 4 janv. 66 | 2100 | Mort | Mort | 11½ | 12½ | 9 | 10 | | Mort | |
| 85 | Supér. | Rachit. | ... | ... | | | Régul. | 22 juillet 65 | Siège | ? | | 7½ | 7 mars 66 | 2300 | Vivant | Mort | — | — | | | | Bon | |
| 85 | Supér. | Rachit. | ... | 4 | Spont. | Vivant | Régul. | 22 juillet 65 | Face | Droite post. | Procidence du cordon | 136.10m | 28 avril 66 | 3000 | Vivant | Vivant | 13 | 13 | 9½ | 10 | | Bon | |
| 85 | Supér. | Rachit. | ... | 1 | Spont. | Vivant | Régul. | 8 août 65 | Somm. | Gauche ant. | | 4¾ | 22 mai 66 | 2530 | Vivant | Vivant | 10 | 12 | 9 | 9 | | Bon | |
| 85 | Supér. | Rachit. | ... | 2 | Spont. | Vivant | Irrégulier | 15 janv. 66 | Somm. | Gauche ant. | | 12 | 30 8bre 66 | 3100 | Vivant | Vivant | 11½ | 14 | 8½ | 9½ | | Bon | |
| 85 | Supér. | Rachit. | 2 | ... | Spont. | Mort | Régul. | janv. 66 | Somm. | Gauche ant. | | 10 | 17 9bre 66 | 2500 | Vivant | Vivant | 11 | 13½ | 8½ | 9¾ | | Bon | |
| 85 | Supér. | Rachit. | ... | ... | | | Régul. | 15 juillet 66 | Somm. | Gauche ant. | | 6½ | 13 mars 67 | 1750 | Mort | Mort | — | — | | | | Bon | |
| 85 | Supér. | Rachit. | ... | ... | | | Régul. | fin 8bre 66 | Somm. | Gauche ant. | | 10 | 6 avril 67 | 3280 | Vivant | Vivant | 12 | 14 | 9 | 9 | | Bon | |
| 84 | Supér. | Rachit. | ... | 2 | Version | Vivant | Régul. | 15 février 52 | Somm. | Gauche ant. | Procidence du cordon | 27 | 8 8bre 52 | 2750 | Mort | Mort | 11 | 13 | 9 | 10½ | | Bon | |
| 84 | Supér. | Rachit. | ... | ... | | | Régul. | 15 août 66 | Somm. | Gauche ant. | | 14h.30 | 3 avril 67 | 1600 | Vivant | Mort | 10 | 12 | 8 | 9 | | Bon | |
| 83 | Supér. | Rachit. | ... | 1 | Spont. | Mort | Régul. | 28 mars 66 | Somm. | ? | | 73½ | 21 X^bre 66 | 3100 | Vivant | Vivant | 12½ | 13 | 8 | 9½ | | Bon | |
| 83 | Supér. | Rachit. | I | ... | Spont. | ? | Régul. | 5 juillet 66 | Somm. | Gauche ant. | | 6½ | 30 mars 66 | 2700 | Vivant | Vivant | 12 | 14 | 8¾ | 9½ | | Bon | |
| 80 | Supér. | Rachit. | I | 1 | Forceps | Vivant | Régul. | 28 X^bre 54 | Somm. | Gauche ant. | | 19½ | 20 7bre 55 | 2700 | Mort | Mort | 11 | 12 | 8 | 9 | | Bon | |
| 80 | Supér. | Rachit. | ... | 1 | Spont. | Vivant | Régul. | 6 juillet 55 | Somm. | Droite ant. | | 72 | 2 avril 56 | 3000 | Vivant | Vivant | 12 | 14 | 10 | 10 | | Bon | |
| 80 | Supér. | Rachit. | ... | ... | | | Régul. | ? | Somm. | Gauche ant. | | 48 | 10 janv. 60 | 3570 | Vivant | Vivant | — | — | | | | Bon | |
| 80 | Supér. | Rachit. | ... | 2 | Spont. | Vivant | Irrégul. | 8bre 57 | Somm. | Gauche ant. | | 23 | 25 7bre 60 | 2700 | Vivant | Vivant | 12½ | 13½ | 9½ | 9½ | | Bon | |
| 80 | Supér. | Rachit. | ... | 2 | Forceps | Mort | Régul. | 24 juin 61 | Somm. | Gauche ant. | | 11 | 18 mars 63 | 3155 | Vivant | Vivant | 12 | 13 | 9 | 10 | | Bon | |
| 80 | Supér. | Rachit. | ... | ... | | | Régul. | 20 avril 62 | Somm. | Gauche ant. | | 9 | 4 avril 63 | — | Mort | Mort | — | — | | | Infection puerpérale | Bon | |
| 80 | Supér. | Rachit. | ... | ... | | | Régul. | ? | Siège | ? | | 56 | 13 janv. 65 | 2500 | Mort | Mort | 10½ | 11¾ | 8¾ | 10 | | Bon | terminé par extraction |
| 80 | Supér. | Rachit. | ... | 2 | ? | 1 Mort | Régul. | 8 mai 64 | Siège | ? | | 13½ | 17 janv. 65 | 4100 | Mort | Mort | 12 | 13 | 9 | 10½ | | Bon | terminé par extraction |
| 80 | Supér. | Rachit. | ... | 1 | Forceps | Vivant | Régul. | 14 7bre 64 | Somm. | Gauche ant. | | 8 | 28 mai 65 | 2530 | Vivant | Mort | 14½ | 12 | 8 | 9½ | | Bon | |
| 80 | Supér. | Rachit. | ... | 1 | Forceps | Mort | Régul. | 25 8bre 64 | Somm. | Gauche ant. | | 16 | 2 juillet 65 | 2700 | Vivant | Vivant | 10 | 13 | 9 | 9 | | Bon | |
| 80 | Supér. | Rachit. | ... | 1 | Spont. | ? | Régul. | 27 août 65 | Siège | | Procidence du cordon | 10 | 18 juin 66 | 2750 | Mort | Mort | 10½ | 10½ | 8½ | 10½ | | Bon | terminé par extraction |
| 80 | Supér. | Rachit. | ... | ... | | | Régul. | janv. 66 | Somm. | Gauche post. | | 6½ | 17 9bre 66 | 2900 | Vivant | Vivant | 11 | 13½ | 8½ | 9½ | | Bon | |
| 80 | Supér. | Rachit. | ... | 2 | Forceps | Vivant | Régul. | 10 avril 67 | Somm. | Droite post. | | 42½ | 9 juin 68 | 3405 | Mort | Mort | 12 | 14½ | 9½ | 9½ | | Bon | |
| 80 | Supér. | Rachit. | ... | ... | | | Régul. | 25 mai 66 | Somm. | Droite post. | | 9 | 13 janv. 67 | 3000 | Vivant | Vivant | 12 | 14 | 8¾ | 9½ | | Bon | |
| 80 | Supér. | Rachit. | 1 | ... | Spont. | Mort | Régul. | 12 7bre 67 | Somm. | Gauche ant. | | 18 | 3 juillet 68 | 2200 | Vivant | Vivant | 12½ | 14 | 9 | 9— | | Bon | |
| 78 | Supér. | Rachit. | 1 | ... | Spont. | Mort | Régul. | ? | Somm. | Gauche ant. | | 6 | 22 février 56 | 2900 | Vivant | Vivant | 11 | 13 | 9 | | | Bon | |
| 75 | Supér. | Rachit. | ... | ... | | | Régul. | mai 59 | Somm. | Droite ant. | | 33 | 3 mars 60 | 3000 | Vivant | Vivant | 12 | 14 | 9½ | 10½ | | Bon | |
| 75 | Supér. | Rachit. | ... | ... | | | Régul. | 18 juin 60 | Siège | ? | | 9¾ | 7 février 61 | 2270 | Mort | Mort | 11 | 12 | 8½ | 10 | | Bon | |

| N° | Rétrécissement Degré | Siège | Cause | Accouch. préc. Avant terme | À terme | Terminaison Mode | Terminaison Enfant | Menstruation | Dernières Règles |
|---|---|---|---|---|---|---|---|---|---|
| 73 | 78 | Supérieur | Rachitisme | ... | ... | .... | ... | Régulier | 18 juin 64 |
| 74 | 75 | Supér. | Rachit. | ... | 1 | Laborieux | Mort | Régul | 27 mai 67 |
| 75 | 70 | Supér. | Rachit. | 1 | 1 | Spontané | Mort | Régul | 20 juillet 55 |
| 76 | 70 | Supér. | Rachit. | ... | 2 | Spont. | Vivant | Régul | 28 août 55 |
| 77 | 70 | Supér. | Rachit. | ... | 1 | Céphalot. | Mort | Régul | 13 Février 61 |
| 78 | 70 | Supér. | Rachit | ... | ... | .... | ... | Régul | 30 juin 57 |
| 79 | 65 | Supér. | Rachit | ... | ... | .... | ... | Irrégulier | mai 60 |
| 80 | 55 | Supér. | Rachit. | 1 | ... | Spont. | Mort | Régul | fin août 63 |
| 81 | 9 | Supér. | Rachit. | 1 | 1 | Forceps | Mort | Régul | 15 7bre 51 |
| 82 | 9 | Supér. | Rachit | 1 | 1 | Spont. | Vivant | Régul | 5 janvier 52 |
| 83 | 9 | Excavation | Tumeur | ... | 1 | Spont | Vivant | Régul | 12 Février 52 |
| 84 | 9 | Supér. | Rachit | ... | ... | .... | ... | Régul | 1 mars 55 |
| 85 | 9 | Supér. | Rachit | ... | 1 | Forceps | Vivant | Régul | 28 mai 55 |
| 86 | 9 | Supér. | Rachit | ... | 3 | Spont. | Mort | Régul | 29 9bre 55 |
| 87 | 9 | Supér. | Rachit | ... | ... | .... | ... | Régul | 19 9bre 55 |
| 88 | 9 | Supér. | Rachit | ... | ... | .... | ... | Régul | 12 juin 56 |
| 89 | 9 | Supér. | Rachit | 1 | 2 | Spont. | Vivant | Régul | 15 8bre 51 |
| 90 | 9 | Excavation | Rachit | ... | 3 | Spont. | Vivant | Régul | 25 juillet 56 |
| 91 | 9 | Supér. | Rachit | ... | 1 | Forceps | Vivant | Régul | 28 janvier 57 |
| 92 | 9 | Supér. | Rachit | ... | 1 | Spont. | Vivant | Régul | 13 avril 57 |
| 93 | 9 | Supér. | Rachit. | ... | ... | .... | ... | Régul | 30 7bre 57 |
| 94 | 9 | Supér. | Rachit | 1 | ... | Spont | Mort | Régul | 5 9bre 57 |
| 95 | 9 | Supér. | Rachit | ... | 2 | Spont | Vivant | Régul | 18 avril 58 |
| 96 | 9 | Supér. | Rachit | ... | ... | .... | ... | Régul | 8 mai 59 |
| 97 | 9 | Supér. | Rachit | ... | 4 | ? Tubes ? | ? | Régul | ? |
| 98 | 9 | Supér. | Rachit | ... | ... | .... | ... | Régul | 23 août 59 |
| 99 | 9 | Supér. | Rachit | ... | ... | .... | ... | Régul | fin mars 60 |
| 100 | 9 | Supér. | Rachit | ... | 1 | Spont. | Vivant | Régul | 24 juin 60 |
| 101 | 9 | Supér. | Rachit | ... | ... | .... | ... | Régul | 17 juillet 60 |
| 102 | 9 | Supér. | Rachit | ... | ... | .... | ... | Régul | Décemb. 60 |
| 103 | 9 | Supér. | Rachit | ... | 1 | Forceps | Vivant | Régul | 15 juillet 62 |
| 104 | 9 | Supér. | Rachit | 1 | ... | Acc. prov. | Vivant | Régul | 22 juillet 63 |
| 105 | 9 | Excavation | Tumeur | 1 | ... | Spont. | Mort | Régul | avril 65 |
| 106 | 9 | Supér. | Rachit | ... | 1 | Spont. | Vivant | Régul | 25 Décemb. 65 |
| 107 | 9 | Supér. | Rachit | 2 | ... | Spont | Mort | Régul | 29 mai 66 |
| 108 | 9 | Supér. | Luxation | 1 | ... | Spont. | Mort | Régul | 5 7bre 67 |

| N° | Présentation | Position | Complications | Durée du travail | Date de l'accouchement | Poids de l'Enfant | Naissance | Sortie de l'hôpital | OF | OM | BP | SB | Suites de Couches | État de la mère | Observations |
|---|---|---|---|---|---|---|---|---|---|---|---|---|---|---|---|
| 73 | Sommet | Gauche post. ½ | — | 15½ | 5 avril 65 | 2950 | Vivant | Vivant | 10 | 13 | 7 | 7 | — | Bon | [cachet] |
| 74 | Siège | ? | — | 7¾ | 30 9bre 67 | 1320 | mort | mort | — | — | — | — | — | Bon | Enfant macéré |
| 75 | Sommet | Droite ant. | Procidence du cordon | 21 | 23 avril 56 | 3000 | mort | mort | 12½ | 14 | 10 | 9½ | — | Bon | |
| 76 | Sommet | Gauche ant. | — | 11½ | 26 mai 56 | 2500 | vivant | vivant | 11½ | 12 | 9½ | 10 | — | Bon | |
| 77 | Siège | ? | — | 30 | 19 7bre 61 | | mort | mort | — | — | — | — | — | Mort | Terminé par extraction |
| 78 | Sommet | Gauche ant. | — | 13¾ | 4 avril 58 | 3000 | vivant | vivant | 11 | 12½ | 9 | 9½ | — | Bon | |
| 79 | Sommet | Gauche ant. | — | 15¾ | 9 février 61 | 2500 | mort | mort | 11½ | 13½ | 9½ | 10 | Fièvre puerpérale | Mort | |
| 80 | Sommet | ? | Phthisie pulmonaire (pas de travail) | ¾ | 22 mars 64 | 940 | mort | mort | — | — | — | — | — | Mort | |
| 81 | Sommet | ? | — | 9 | 29 avril 52 | 1500 | vivant | mort | 9 | 10½ | 7 | 7½ | — | Bon | |
| 82 | Sommet | Droite post. | — | 5 | 18 7bre 52 | 2700 | vivant | vivant | 12½ | 13½ | 9 | 9½ | — | Bon | |
| 83 | Sommet | Gauche ant. | — | 32 | 14 9bre 52 | 3300 | mort | mort | 11 | 13½ | 10 | 10 | — | Bon | |
| 84 | Sommet | Droite post. | — | 29¾ | 7 février 56 | 2250 | vivant | vivant | 11 | 13½ | 10 | 9 | — | Bon | |
| 85 | Sommet | Droite post. | — | 10½ | 15 février 56 | 3250 | vivant | vivant | 12 | 13½ | 10 | 10 | — | Bon | |
| 86 | Sommet | Gauche post. | — | 9¾ | 26 août 56 | 2450 | vivant | vivant | 11½ | 13 | 9 | 9½ | — | Bon | |
| 87 | Sommet | Gauche ant. | — | 10 | 28 août 56 | 2550 | vivant | vivant | 11 | 13 | 8 | 10 | — | Bon | |
| 88 | Sommet | Droite post. | — | 18 | 24 février 57 | 2370 | mort | mort | 10½ | 12 | 8 | 9 | — | Bon | |
| 89 | Sommet | Gauche ant. | — | 12 | 21 juin 52 | 2420 | vivant | mort | 12 | 12½ | 8 | 9½ | — | Bon | |
| 90 | Sommet | Gauche ant. | — | 29 | 23 mai 57 | 3100 | vivant | vivant | 12½ | 13½ | 9 | 9½ | — | Bon | |
| 91 | Sommet | ? | — | 24 | 27 août 57 | 1500 | vivant | mort | 11 | 9½ | 7½ | 7 | — | Bon | |
| 92 | Sommet | Droite post. | — | 37½ | 14 janv 58 | 2510 | vivant | vivant | 12 | 14 | 9 | 10 | — | Bon | |
| 93 | Sommet | Gauche post. | — | 16½ | 24 juin 58 | 2400 | mort | mort | 10½ | 12 | 8½ | 9 | — | Bon | |
| 94 | Sommet | ? | — | 5½ | 22 juillet 58 | 2450 | vivant | vivant | 11 | 12 | 9 | 9 | — | Bon | |
| 95 | Sommet | Gauche ant. | — | 12 | 15 juin 59 | 3200 | vivant | vivant | 12 | 14½ | 9 | 10½ | — | Bon | |
| 96 | Sommet | Gauche ant. | — | 18¾ | 1 février 60 | 2500 | mort | mort | 11 | 12 | 8½ | 9 | — | Bon | |
| 97 | Face | ? | Procidence du bras | 21 | 28 février 60 | 3800 | mort | mort | 13½ | 13½ | 11 | 11 | — | Bon | |
| 98 | Sommet | Gauche ant. | — | 17 | 19 mai 60 | 2300 | vivant | vivant | 11 | 13½ | 9½ | 9½ | — | Bon | |
| 99 | Sommet | Gauche ant. | — | 15 | 21 xbre 60 | 2400 | vivant | vivant | 11 | 13 | 9 | 10 | — | Bon | |
| 100 | Sommet | Gauche ant. | Procidence du cordon | 40 | 23 février 61 | 1900 | mort | mort | 11 | 12 | 8 | 8½ | — | Bon | |
| 101 | Sommet | Gauche ant. | — | 10¾ | 24 mars 61 | 1900 | vivant | mort | 10½ | 12½ | 7½ | 8 | Fièvre puerpérale | Bon | |
| 102 | Sommet | Gauche ant. | — | 21 | 11 juillet 61 | 2120 | vivant | vivant | 11 | 13 | 8½ | 8 | — | Bon | |
| 103 | Sommet | Gauche ant. | — | 8¾ | 17 avril 63 | 2350 | vivant | vivant | 11½ | 13 | 8½ | 10 | — | Bon | |
| 104 | Sommet | ? | — | 22 | 25 avril 64 | 2890 | vivant | vivant | 11½ | 13½ | 8½ | 10½ | — | Bon | |
| 105 | Sommet | Gauche ant. | — | 6½ | 13 août 65 | 1500 | vivant | vivant | 9 | 11 | 7½ | 8 | — | Bon | Tumeur mobile de l'utérus |
| 106 | Sommet | Gauche ant. | — | 19 | 30 août 66 | 2400 | vivant | vivant | 11½ | 13 | 9 | 10½ | — | Bon | |
| 107 | Siège | ? | — | 3 | 10 8bre 66 | ---- | mort | mort | — | — | — | — | — | Bon | |
| 108 | Sommet | Gauche ant. | — | 8 | 13 mai 68 | 2010 | vivant | vivant | 12 | 13 | 8½ | 9½ | — | Bon | Luxation coxo-fémorale. |

### § 1. *Cas terminés spontanément.*

Nous avons relevé dans ce tableau 108 observations ; mais le degré du rétrécissement n'a été indiqué que pour 80 femmes. Parmi celles-là nous trouvons 25 cas qui appartiennent à la première section de nos divisions , c'est-à-dire dont le bassin mesure 9 centimètres et plus dans son diamètre antéro-postérieur. Dans cette première section on compte 20 enfants vivants , et une seule femme qui ait succombé aux suites de couches. On peut également remarquer qu'il y avait 12 primipares et 13 multipares. La durée du travail a été en moyenne, pour les 12 primipares, de 27 heures, avec un poids moyen pour les enfants de 2,880. Pour les multipares, nous trouvons une durée moyenne du travail de 18 heures, avec un poids moyen pour les enfants de 2,770.

Dans la deuxième section de nos divisions, c'est-à-dire pour les femmes dont le bassin est compris entre 6 et 9 centimètres, on compte 54 femmes , que l'on peut subdiviser, comme, du reste, nous l'avons fait dans nos indications, en 45 comprenant les rétrécissements au-dessus de 7 centimètres et demi, et les 9 autres faisant partie de la sous-division de 6 à 7 centimètres et demi. Pour les 45 premières , les résultats ont été de 33 enfants vivants , et 3 femmes ayant succombé aux suites de couches. Parmi elles on trouve 18 primipares et 27 multipares; pour les premières, la durée du travail a été de 22 heures et demie , et les enfants pesaient en moyenne 2,650. Pour les secondes, la durée du travail a été de 22 heures en moyenne, et le poids des enfants de 2,900.

Pour les 9 autres cas qui rentrent dans cette section , on remarque 4 enfants vivants et 2 femmes mortes; sur ces 9 femmes, 5 étaient primipares et 4 multipares. Chez les premières , la durée moyenne du travail a été de 17 heures et demie, et le poids des enfants, en moyenne, de 2,800 grammes; chez les multipares, la durée moyenne du travail a été de 15 heures , et le poids moyen des enfants 2,430 grammes.

Dans la troisième section , c'est-à-dire parmi les bassins viciés, dont le diamètre antéro-postérieur mesure moins de 6 centimètres, nous n'avons qu'un seul cas, et c'est à peine si l'on peut le faire entrer en ligne de compte. La malheureuse, atteinte de phthisie pulmonaire très-avancée, accoucha étant à l'agonie; elle n'était enceinte que de six mois et demi environ, et l'enfant ne pesait que 940 grammes.

On peut donc résumer le tableau par les chiffres suivants :

80 cas donnant 58 enfants vivants et 8 femmes mortes.

Sur ces 80 femmes : 37 étaient primipares; 24,17 | La durée moyenne 2776 | Poids
43 étaient multipares; 19,59 | du travail ; 2700 | moyen.

Ajoutons que les 28 cas pour lesquels le degré du rétrécissement n'a pas été indiqué ont fourni 20 enfants vivants et une seule femme morte.

On ne peut s'empêcher de remarquer combien les résultats ont été heureux dans ce mode de terminaison, puisque sur 108 femmes nous avons eu 78 enfants vivants, c'est-à-dire 72,22 p. 100, et seulement 9 femmes ayant succombé aux suites de couches, c'est-à-dire 8,33 p. 100. Nous comparerons du reste, dans un tableau général, les résultats des différentes opérations, et nous verrons que dans aucun cas on ne saurait obtenir de meilleurs résultats.

L'accouchement spontané dans les vices de conformation du bassin ne présente rien de spécial, et les difficultés du passage de la tête fœtale sont vaincues par les seuls efforts naturels. Nous verrons, en traitant des indications, combien on peut espérer de réduction dans les diamètres de la tête, d'après les données fournies par M. le professeur P. Dubois; du reste, c'est en se fondant sur les exemples de terminaison spontanée que l'on est arrivé à régler d'une manière presque rigoureuse le terme auquel on pouvait laisser parvenir la grossesse chez une femme que l'on veut faire accoucher prématurément.

Une particularité toutefois que nous ne pouvons laisser passer sous silence, c'est la possibilité d'un enfoncement des os du crâne au passage de la tête à travers le détroit supérieur. Ces dépressions sont produites par l'angle sacro-vertébral, et lorsqu'elles ne sont pas compliquées de fractures des pariétaux, il est rare qu'elles persistent ou qu'elles mettent la vie de l'enfant en danger.

## 2ᵐᵉ Tableau. Cas de Rétrécissements du Bassin terminés par la Version.

| Rétrécissements — Degré | Siège | Cause | Accouch. préc. — Souffrance | À terme | Terminaison — Mode | Enfant | État menstruel | Dernières Règles | Présentation | Position | Complications | Dernier Accouch. — Terminaison | Durée du travail | Date de l'accouchement | Poids de l'Enfant | État enfant — Naissance | État enfant — Sortie de l'hôp. | OF | OM | BP | SB | Suites de Couches | État de la mère | Observations |
|---|---|---|---|---|---|---|---|---|---|---|---|---|---|---|---|---|---|---|---|---|---|---|---|---|
| 95 | Supérieur | Rachitisme | | 4 | Spontané | ? | Régulier | ? | Épaule | ? | | Version | 27 h. | 18 avril 55 | 3900 | mort | mort | 12 | 13¾ | 9¾ | 11 | | Bon | Dystocie [illegible] de la tête de l'enfant |
| 95 | Supér. | Rachit. | | 1 | Spont | vivant | Régul | 22 mars 57 | Épaule | ? | | Version | 50 | 30 xbre 57 | 2900 | mort | mort | 12 | 14½ | 9 | 10 | | Bon | Bon |
| 95 | Supér. | Rachit | | | | | Régul | ? | Épaule | ? | | Version | 44 | 28 Juill. 59 | 2000 | vivant | vivant | | | | | | Bon | |
| 95 | Supér | Rachit | | 4 | Spont. | 2 morts | Régul | 24 Juillet 61 | Sommet | ? | Procid. du cordon et du bras droit | Version | 57 | 29 avril 62 | 3050 | mort | mort | 11¾ | 12¾ | 9¾ | 9¾ | | Bon | |
| 95 | Supér | Rachit | | 2 | Forceps | mort | Régul | ? | Épaule | ? | Procidence du cordon | Version | 27 | 27 février 64 | 3870 | mort | mort | 12 | 13 | 9 | 11 | | Bon | |
| 95 | Supér | Rachit | | 1 | Spontan | vivant | Régul | 17 avril 65 | Épaule | ? | | Craniotomie en Forceps | 25¼ | 27 Janvr 66 | 3050 | mort | mort | | | | | Gangrène utérine | Mort | |
| 95 | Supér | Rachit | | | | | Régul | 18 xbre 66 | Somm. | ? | Procidence du bras | Craniotomie Forceps céphale | 15½ | 28 7bre 67 | 3022 | mort | mort | | | | | | Mort | Sans cerveau |
| 90 | Supér | Rachit | | | | | Régul | 4 Juin 53 | Épaule | ? | | Version | 28 | 18 mars 54 | 2720 | mort | mort | 11 | 12¾ | 8¾ | 9 | | Mort | |
| 90 | Supér | Rachit | | 2 | Laborieux | ? | Régul | ? | Épaule | ? | | Version | 11 | 6 Juin 54 | 2700 | vivant | vivant | 11 | 12 | 9 | 9 | | Bon | |
| 90 | Supér | Rachit | 2 | 3 | Spont. | ? | Régul | 28 Juin 55 | Épaule | ? | | Version | 24 | 18 8bre 55 | 3500 | mort | mort | 12 | 14 | 9¾ | 10 | | Mort | |
| 90 | Supér | Rachit | 1 | 10 | Labor.? | ? | Régul | 11 7bre 63 | Épaule | ? | | Version | 12¼ | 3 Juin 64 | 2500 | vivant | vivant | 11 | 12 | 9 | 9 | | Bon | |
| 90 | Supér | Rachit | | 1 | Spont. | ? | Régul | 25 août 65 | Épaule | ? | | Version | 30½ | 31 mai 66 | 2600 | vivant | vivant | 11 | 13 | 9 | 10 | | Bon | |
| 85 | Supér | Rachit | | 1 | Spont | vivant | Régul | ? | Épaule | ? | | Version | 67 | 11 mai 55 | 3470 | mort | mort | 12½ | 14½ | 9 | 10 | | Bon | |
| 85 | Supér | Rachit | 1 | | Spont. | mort | Régul | 4 août 65 | Épaule | ? | | Version | 52 | 15 xbre 65 | 2209 | mort | mort | 10 | 12 | 8 | 10 | | Bon | |
| 85 | Supér | Rachit | | | | | Régul | ? | Somm | ? | Fibrome ulog? insertion vicieuse du placenta | Version | 16 | 27 Janvr 66 | 2930 | mort | mort | 11½ | 12 | 9 | 9 | | Bon | |
| 85 | Supér | Rachit | | | | | Régul | Juin 65 | Épaule | ? | | Version | 9 | 15 mars 66 | 2350 | vivant | vivant | 11 | 12½ | 8¾ | 9 | | Bon | |
| 85 | Supér | Rachit | 2 | 1 | 1 forceps | mort | Régul | 2 Juin 66 | Épaule | ? | | Version | 13½ | 28 Janvr 67 | 2200 | mort | mort | 11½ | 14 | 8 | 9½ | | Bon | |
| 85 | Supér | Rachit | | | | | Régul | avril 60 | Somm | ? | Procidence du cordon | Céphalot. | 30 | 12 Janvr 61 | — | mort | mort | | | | | | Bon | |
| 85 | Supér | Rachit | | 1 | Labor.? | ? | Régul | 28 février 64 | Épaule | ? | hémorrhagie insertion vicieuse du placenta | Céphalot. | 15 | 14 9bre 64 | 2900 | mort | mort | 10 | 11 | 8 | 8½ | | Bon | |
| 80 | Supér | Rachit | 1 | | Spont. | mort | Régul | mai 63 | Épaule | ? | Procidence du cordon | Version | 7½ | 10 Janvr 64 | 1740 | vivant | vivant | | | | | | Bon | |
| 80 | Supér | Rachit | | 3 | Spont. | ? | Régul | ? | Somm | ? | | Céphalot. | 1 | 27 7bre 64 | 3700 | mort | mort | | | | | | Bon | Sans cerveau |
| 80 | Supér | Rachit | 1 | | Spont. | mort | Régul | ? | Épaule | ? | Procidence du cordon | Craniotomie | 24 | 31 août 65 | 3300 | mort | mort | | | | | | Mort | [illegible] |
| 80 | Supér | Rachit | 3 | | Spont | mort | Régul | ? | Épaule | ? | Rupture utérine | Craniotomie à l'écrasement | 36 | 21 août 66 | — | mort | mort | | | | | | Mort | Morte [illegible] après l'extraction du fœtus |
| 75 | Supér | Rachit | | | | | Régul | 6 août 67 | Épaule | ? | | Craniotomie et céphalotripsie | 25 | 23 avril 68 | 3500 | mort | mort | | | | | | Mort | |
| 75 | Supér | Rachit | | | | | Régul | 25 xbre 59 | Somm | Droite postér. | | Forceps et céphalotripsie | 11 | 6 8bre 60 | 2800 | mort | mort | | | | | | Mort | Sans cerveau |
| 75 | Supér | Rachit | | 5 | ? | ? | Régul | ? | Épaule | ? | | Craniotomie et Néurotomie | 22 | 18 Janvr 68 | 2760 | mort | mort | | | | | | Mort | |
| 65 | Supér | Rachit | 2 | | Spont. | mort | Régul | 25 8bre 54 | Épaule | ? | | Céphalotripsie | 29 | 9 août 55 | 2220 | mort | mort | | | | | | Mort | Sans cerveau [illegible] |
| 65 | Supér | Rachit | | | | | Régul | 8 février 60 | Épaule | ? | | Céphalot. | 6 jours | 21 8bre 60 | 2400 | mort | mort | | | | | | Bon | |
| 65 | Supér | Rachit | | 3 | Labor.? | mort | Régul | 28 Janv. 64 | Somm | ? | | Céphalot. | 14¼ | 30 8bre 64 | 3000 | mort | mort | | | | | | Bon | |
| 60 | Supér | Rachit | | | | | Régul | ? | Épaule | ? | | Céphalot. | ? | 13 8bre 60 | — | mort | mort | | | | | Périnnite | Mort | |
| ? | Supér | Rachit | 1 | | Spont | vivant | Régul | 16 8bre 51 | Somm | ? | Rupture utérine | Version | 34 | 20 Juin 52 | 3300 | mort | mort | 12 | 15 | 9¾ | 10 | | Mort | Bassin libéré dans sa moitié gauche par suite de coxalgie |
| ? | Supér | Coxalgie | | 1 | Spont | vivant | Régul | 13 xbre 59 | Somm | ? | Procidence du cordon | Version | 30 | 24 7bre 60 | 4000 | vivant | vivant | | | | | | Bon | |
| ? | Supér | Rachit | | | | | Régul | ? | Épaule | ? | Rupture utérine | Version | ? | 9 8bre 61 | 1050 | mort | mort | 10 | 13¾ | 10 | 9 | | Mort | [illegible] |
| ? | Excavation | Tumeur | 1 | 4 | ? | mort | Régul | 8 mai 61 | Somm | ? | hémorrhagie | Version | 7 | 22 Janvr 62 | 2550 | mort | mort | 10¾ | 11 | 9 | 9 | | Mort | [illegible] |
| ? | Excavation | Tumeur | 2 | | Spont. | mort | Régul | 30 mars 64 | Épaule | ? | | Version | 12½ | 14 Janvr 64 | 3710 | mort | mort | 12 | 15¾ | 10 | 11 | | Mort | [illegible] |
| ? | Supér | Rachit | | 3 | Spont. | vivant | Régul | 20 Janv. 65 | Épaule | ? | | Version | 10½ | 18 7bre 65 | 2200 | vivant | mort | 11¼ | 12¾ | 8¾ | 9½ | Métro-péritonite | Bon | |

| Rétrécissements | | | Accouchements précédents | | | | État menstruel | Dernières Règles | Présentation | Position | Complications | Terminaison | Dernier Accouchement | | | | | Diamèt. de la tête de l'Enfant | | | | Suites de Couches | État de la mère | Observations |
| | | | | | Terminaison | | | | | | | | Durée du travail | Date de l'accouchement | Poids de l'Enfant | État de l'Enfant | | | | | | | | |
| Degré | Siège | Cause | Maladie | à terme | Mode | Enfant | | | | | | | | | | Naissance | Sortie de l'hôpital | OF | OM | BP | SB | | | |
|---|---|---|---|---|---|---|---|---|---|---|---|---|---|---|---|---|---|---|---|---|---|---|---|---|
| ? | Supérieur | Rachitis. | 1 | 3 | ? | ? | Régul? | 10 mai 55 | Épaule | ? | — | Céphalot.ie | 22 ½ | 4 février 56 | 3900 | mort | mort | — | — | — | — | — | Mon | — |
| ? | Inférieur | Rachit. | ... | 2 | Forceps | Vivant | Régul | 10 7bre 56 | Épaul. | ? | — | Céphalot.ie | ? | 3 mai 57 | 2700 | mort | mort | — | — | — | — | — | Bon | — |
| ? | Supér. | Rachit. | ... | 3 | Forceps | ? | Régul | 24 7bre 56 | Épaule | ? | — | forceps céphal. | 24 | 11 Juill. 57 | 4000 | mort | mort | — | — | — | — | — | Bon | — |
| ? | Supér. | Rachit | ... | ... | ... | ... | Régul | ? | Épaule | ? | Hémorrhagie | Céphalot. | ? | 21 mai 60 | 3500 | mort | mort | — | — | — | — | — | Mort | Morte dans la salle d'accouch.t |
| ? | Supér. | Rachit | 3 | 10 | Labor.t | Mort | Régul | 15 Juin 61 | Soumm | ? | Rupture utérine | Céphalot. | 17 | 28 mars 62 | 3500 | mort | mort | — | — | — | — | — | Mort | sans cerveau |
| ? | Supér. | Rachit. | ... | 1 | Labor.t | Mort | Régul | 15 Janv 56 | Épaule | ? | — | Forceps | 74 ¼ | 11 7bre 56 | 3400 | mort | mort | 12 | 13 | 9 | 10 | — | Bon | Enfant emphysémateux |

## § 2. *Terminaison par la version.*

Dans le tableau qui précède, nous avons pu relever 42 cas, dont 30 seulement pour lesquels le degré du rétrécissement était indiqué. Parmi ces 30 cas, 12 appartiennent à la première section, c'est-à-dire dans lesquels le rétrécissement du diamètre antéro-postérieur est de moins de 9 centimètres. Nous comptons 4 enfants vivants et 4 femmes ayant succombé aux suites de couches. La durée moyenne du travail a été de 29 heures 18 minutes, et le poids moyen des enfants, de 2,984 grammes.

Dans la deuxième section, nous trouvons 18 cas qui peuvent, comme dans le tableau précédent, se subdiviser en 11 compris entre 9 et 7 1/2 centimètres et 7 placés entre 7 1/2 et 6 centimètres. La première division a fourni 2 enfants vivants, et 2 femmes succombèrent ; la durée moyenne du travail fut de 26 heures 58 minutes, et le poids des enfants, 2,647 grammes. Les 7 cas placés dans la deuxième sous-division n'ont pas donné un seul enfant vivant, et 5 femmes succombèrent ; la durée moyenne du travail fut de 40 heures 55 minutes, et le poids moyen des enfants, 2,780 grammes.

Nous n'avons pas un seul cas dans la troisième section. En résumé, le tableau qui précède nous offre les résultats suivants. Sur 30 femmes, on a obtenu 6 enfants vivants ; 11 femmes succombèrent.

Si l'on ajoute les cas qui ne présentent pas l'indication du degré de rétrécissement, nous avons encore : 12 femmes ont donné 2 enfants vivants, et 7 femmes succombèrent.

On voit, à la seule inspection de ce tableau, combien la version est une opération déplorable dans les bassins viciés. Aussi ne fut-elle jamais tentée que dans des cas où toute autre opération ne pouvait être pratiquée, c'est-à-dire dans les présentations de l'épaule, par suite d'hémorrhagies ou de procidence du cordon. Les accidents qui suivent cette opération sont toujours très-graves, et si l'on jette les yeux sur le tableau, on trouve plusieurs exemples de rupture utérine, sans oublier que ces malheureuses sont très-exposées aux affections puerpérales qui sévissent avec tant de rigueur dans les hôpitaux. Ainsi, peut-on proscrire d'une façon générale la version dans tous les cas où l'on pourra se servir d'un autre procédé. Les résultats sont trop tristes pour que l'on puisse hésiter ;

n'avons-nous pas en effet, sur 42 femmes, 8 enfants vivants, c'est-à-dire 19,05 p. 100; et 18 femmes mortes, c'est-à-dire 42,85 p. 100? Je ne crois donc pas nécessaire d'agiter de nouveau cette question : La version dans les bassins viciés ne serait-elle pas préférable au forceps? La plupart des accoucheurs savent aujourd'hui à quoi s'en tenir sur ce sujet, et les résultats que je présente ici ne peuvent que fortifier l'opinion générale en faveur du forceps.

Dans les bassins viciés, l'accouchement présente souvent de grandes difficultés, nous y reviendrons en parlant des indications; souvent même il est devenu impossible par suite de la rétraction de l'utérus. Il faut alors avoir recours à l'embryotomie. Cela se voit surtout chez des femmes auprès desquelles des personnes ignorantes, appelées n'ont pas reconnu la présentation et ont attendu la délivrance par le seul fait des efforts naturels pendant un temps souvent considérable. Cela se voit aussi chez d'autres malheureuses où des tentatives nombreuses de version sont demeurées infructueuses; alors l'utérus s'est appliqué aussi exactement que possible sur le corps de l'enfant : il va sans dire que les membranes sont rompues depuis longtemps, et, sans contraction rigide, dure, non dilatable dans aucune de ses parties, la matrice s'oppose à tout mouvement que l'on voudrait imprimer au fœtus et souvent même à la simple introduction de la main. On doit alors pratiquer la mutilation du fœtus. C'est également à cette opération qu'il faut s'adresser lorsque le rétrécissement du bassin est tel que la main ne peut pas être complétement introduite dans la matrice.

L'embryotomie est toujours une opération difficile, et, pour la pratiquer, on se sert de crochets, les uns mousses, les autres aigus, ayant des courbures différentes, et de longs ciseaux appliqués à cet usage par M. le professeur Dubois. La grande difficulté, au dire de tous les opérateurs, et de M. le professeur Depaul qui fit plusieurs fois devant nous cette mutilation, c'est l'introduction des crochets; aussi ne peut-on, le plus souvent, employer ni la guillotine de Ramsbotham, ni le crochet perfectionné de M. Jacquemier. Frappé de ces difficultés, j'ai cherché à remédier aux inconvénients des crochets rigides par l'invention d'un nouveau genre d'instrument destiné à porter une scie à chaîne, soit autour du cou de l'enfant si l'on veut opérer suivant la méthode de Celse, soit autour du tronc du fœtus, si c'est à celle de Robert Lee que l'on s'adresse.

Que l'on se figure un tube métallique terminé par une série de vingt maillons articulés qui doivent former le crochet BBB. Ces anneaux sont enveloppés par une gaîne en caoutchouc afin de préserver les organes maternels lors de l'introduction de l'instrument. Dans ce premier tube métallique s'en trouve un autre également creux, de la même longueur que le premier, c'est-à-dire qui s'arrête à la partie mobile formée par les maillons : ce second tube

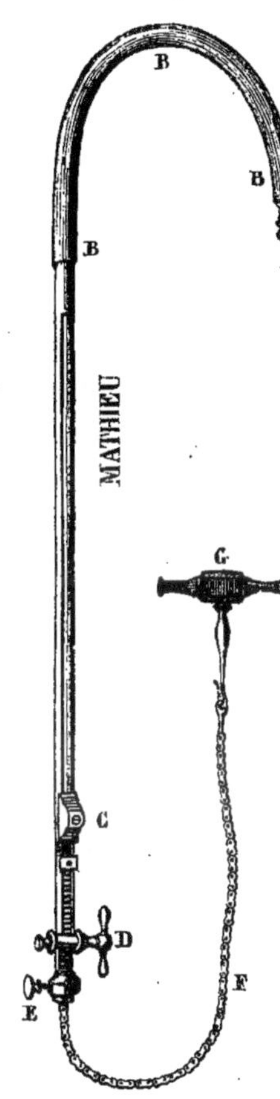


peut glisser dans le premier à l'aide d'un coulant C, qui se meut dans une rainure ménagée sur le premier tube. Lorsque l'on pousse ainsi en haut ce deuxième tube, il s'insinue dans la cavité des maillons et rend rigide et droite cette partie de l'instrument destinée à constituer le crochet. A la partie inférieure du premier tube est une crémaillère munie d'une clef D et composée de vingt dents. Lorsque l'on fait mouvoir cette crémaillère, chaque dent répondant à un des anneaux du bout supérieur agit sur lui pour former le crochet, et lorsque la clef a parcouru les vingt dents, le crochet se trouve entièrement constitué. L'instrument est entièrement creux et parcouru par une scie à chaîne F, arrêtée à la partie supérieure par un boulon arrondi A, et fixée à la partie inférieure à l'aide d'une vis de pression E. Quand on veut se servir de l'instrument, on rend rigide la partie formée par les anneaux articulés ; cela se fait en faisant glisser le tube intérieur jusqu'au haut de l'instrument ; puis on tend la chaîne, et avant de la fixer en bas au moyen de la vis de pression, on a soin de mettre la clef de la crémaillère à la partie la plus inférieure. Cela fait, on serre la vis de pression. L'instrument ayant été introduit dans l'utérus, au-dessous de la partie que l'on veut entourer, ce qui ne présente pas de difficultés, puisque l'on a affaire à une tige rigide, on tire un peu à soi le tube interne en faisant glisser en bas le coulant qui le guide, et en même temps on fait mouvoir la clef de la crémaillère.

C'est la scie à chaîne qui, fixée aux deux parties de l'instrument, se trouve ainsi tendue, et qui fait exécuter à la partie articulée le crochet, de sorte que, lorsque le tube interne est en bas de sa course, et que la clef de la crémaillère a parcouru les vingt dents, le crochet est entièrement fermé et la partie du fœtus entourée par la partie supérieure de l'instrument dont l'extrémité est revenue en avant. Le boulon de cuivre se trouve alors revenu dans le vagin, ou tout près de l'orifice du col utérin ; on le saisit et l'on desserre la vis de pression ; l'instrument est alors retiré, et comme on retient d'une main l'extrémité de la chaîne, la scie glisse dans l'intérieur, si bien qu'une fois le crochet enlevé, la partie de l'enfant sur laquelle on veut agir reste seule environnée par la scie ; à l'aide d'un mouvement de va-et-vient, facilité par le boulon A et par une poignée mobile G, on a bientôt sectionné le fœtus, mais il faut avoir soin de préserver les organes génitaux par un spéculum enfoncé le plus loin possible.

Tel est l'instrument que je viens proposer ; je pense qu'il pourra rendre quelques services ; malheureusement il n'a pu être expérimenté sur le vivant, mais les essais tentés sur le cadavre ont pleinement réussi. Il présente sur tous les crochets fixes, et entre autres sur celui de M. Jacquemier, l'avantage de pouvoir mieux s'introduire ; sur la corde de M. le professeur Pajot, l'avantage de ramener lui-même en avant le bouton en cuivre auquel est fixée la scie à chaîne sans que l'on soit obligé de compter sur la pesanteur. Parmi les objections que l'on pourrait faire, une des principales est la possibilité de léser les organes génitaux. Je pense que le spéculum introduit comme je l'ai dit, le plus profondément possible, obviera à cet inconvénient ; et quant à l'utérus, à peine aura-t-on fait quelques mouvements de va-et-vient, que la scie entrant dans les parties molles de l'enfant, ne sera plus en contact avec les parois de la matrice, et ne pourra les blesser. On ne saurait non plus léser cet organe dans l'introduction de l'instrument, car la partie supérieure est arrondie, et de plus, à mesure que le crochet se forme on enfonce l'instrument davantage, mais la partie arrondie que présente le crochet devient de plus en plus grande et ne pourrait par conséquent entrer dans le tissu utérin. Enfin, je ne crois pas que la rétraction de l'utérus soit telle qu'elle empêche la partie supérieure de l'instrument, c'est-à-dire l'extrémité du crochet, de revenir en avant ; toutes les parties sont largement graissées avec de la glycérine, les frottements seront donc fort doux et les glaires de l'utérus augmenteront encore la facilité de la marche du crochet ; du reste, quelle que soit l'opinion que l'on puisse se faire de l'instrument, la consécration expérimentale manque, et je ne puis qu'espérer qu'il rendra tous les services que l'on peut en attendre.

### 3ᵐᵉ Tableau. Cas de Rétrécissements du Bassin terminés par le Forceps.

| N° | Rétréciss. Degré | Siège | Cause | Acc. préc. Av. terme | À terme | Terminaison Mode | Enfant | Écoul. menstr. | Dernier Acc. Dernières Règles | Présent. | Position | Complications | Durée du travail | Date de l'accouchement | Poids de l'Enfant | État Naissance | Sortie de l'hôpital | OF | OM | BP | SB | Suites de Couches | État de la mère | Observations |
|---|---|---|---|---|---|---|---|---|---|---|---|---|---|---|---|---|---|---|---|---|---|---|---|---|
| 1 | 95 | Supérieure | Rachitisme | | | | | Régulier | ? | Somm | Droite ant^e | | 20 h | 13 avril 55 | 3400 | Vivant | vivant | 12 | 14½ | 10 | 10 | | Bon | |
| 2 | 95 | Supér. | Rachit | | | | | Régul | 12 février 62 | Somm | Droite post. | | 28 | 31 8bre 62 | 2950 | mort | mort | 10½ | 12 | 9 | 9½ | Infect^n purul. | Mort | |
| 3 | 95 | Supér. | Rachit | | 1 | Céphalotripsie | Mort | Régul | ? | Somm | | | | 15 mai 52 | ? | vivant | vivant | | | | | | Bon | |
| 4 | 95 | Supér. | Rachit | | 2 | 1 Céphalotripsie | 1 mort | Régul | 2 8bre 63 | Somm | Gauche ant | | 28 | 2 aout 64 | 2600 | vivant | vivant | 12½ | 13½ | 9 | 9½ | | Bon | |
| 5 | 95 | Supér. | Rachit | | | | | Régul | 1 Janv. 66 | Somm | Gauche ant | | 4 jours | 17 8bre 66 | 3900 | mort | mort | 12 | 14 | 10 | 11 | Infect^n purul. | Mort | Incision sur le col |
| 6 | 95 | Supér. | Rachit | | 5 | 3 Labor^x | Vivant | Régul | fin 7bre 66 | Somm | Gauche ant | | 11 ¾ | 23 Juin 67 | 3040 | vivant | vivant | 12 | 15 | 10 | 9½ | | Bon | |
| 7 | 90 | Supér. | Rachit | | | | | Régul | 10 xbre 53 | Somm | Gauche ant | | 17 h | 11 8bre 54 | 3500 | vivant | vivant | 11½ | 13 | 10½ | 10 | | Bon | |
| 8 | 90 | Supér. | Rachit | | 1 | Spontané | Vivant | Régul | 19 Juillet 54 | Somm | Gauche ant | | 16 | 8 mai 55 | 3750 | vivant | vivant | 12 | 14 | 10 | 9½ | | Bon | |
| 9 | 90 | Supér. | Rachit | | | | | Régul | 8 7bre 59 | Somm | Gauche ant | | 2 jours | 30 Juin 60 | 3200 | mort | mort | | | | | | Bon | Mort-né macéré |
| 10 | 90 | Supér. | Rachit | | 3 | 1 forceps | Vivant | Irrégulier | Janvier 61 | Somm | Gauche trans. | | 21 | 24 9bre 61 | 3950 | vivant | vivant | 12½ | 14 | 10½ | 9½ | | Bon | |
| 11 | 90 | Supér. | Rachit | | | | | Régul | 8 février 63 | Somm | Gauche post^e | | 33 | 23 9bre 63 | 3170 | vivant | mort | 13 | 14 | 9¾ | 9½ | | Mort | |
| 12 | 90 | Supér. | Rachit | | 1 | Version | ? | Régul | 26 février 65 | Face | ? | | 22 ½ | 21 xbre 65 | 3270 | vivant | vivant | 13 | 14½ | 10 | 9 | | Mort | |
| 13 | 90 | Supér. | Rachit | | | | | Régul | 20 mai 65 | Somm | Droite post^e | | 16 | 20 février 66 | 2870 | vivant | vivant | 13 | 16 | 9 | 9½ | Fièvre puerpérale | Mort | |
| 14 | 90 | Supér. | Rachit | | | | | Régul | 14 avril 66 | Somm | Gauche ant | | 40 ¼ | 1 Janv. 67 | 3550 | vivant | vivant | 12 | 13 | 9½ | 9½ | | Bon | |
| 15 | 90 | Inférieur | Rachit | | | | | Régul | 10 xbre 66 | Somm | Gauche ant | | 34 | 27 7bre 67 | 2910 | vivant | vivant | 13 | 14 | 10 | 10 | | Mort | |
| 16 | 90 | Supér. | Rachit | | | | | Régul | 12 avril 67 | Somm | Occipito-sacré | | 39 ½ | 26 Janv. 68 | 3850 | mort | mort | 12½ | 14 | 9½ | 9½ | | Bon | |
| 17 | 90 | Supér. | Rachit | 1 | 2 | 2 Forceps | Vivant | Régul | fin 9bre 67 | Somm | Gauche ant | | 49 ½ | 1 7bre 68 | 3370 | vivant | vivant | 13 | 15 | 10 | 10½ | | Bon | |
| 18 | 85 | Supér. | Rachit | | | | | Régul | ? | Somm | Gauche ant | | 40 | 15 février 54 | 2700 | vivant | vivant | 12½ | 14½ | 9½ | 9 | | Bon | terminé par ses appl.^ns appropriées |
| 19 | 85 | Supér. | Rachit | 1 | 3 | Labor^x | Vivants | Régul | 23 Juin 53 | Face | Droite post. | | ? | 15 mars 54 | 3900 | vivant | vivant | 10 | 13 | 10 | 9½ | | Bon | Sortie malade |
| 20 | 85 | Supér. | Rachit | | | | | Régul | 10 xbre 54 | Somm | Gauche ant | | 78 | 5 7bre 55 | 3000 | mort | mort | 12½ | 13 | 9½ | 10 | | Bon | |
| 21 | 85 | Supér. | Rachit | | 1 | ? | ? | Régul | 5 8bre 56 | Somm | Droite post | | 14 ½ | 3 aout 57 | 2750 | vivant | vivant | 11½ | 13 | 9 | 9 | | Bon | Incision sur le col |
| 22 | 85 | Supér. | Rachit | | | | | Régul | 12 7bre 58 | Somm | Gauche ant | | 23 ½ | 22 Juin 59 | 1650 | vivant | vivant | 10½ | 12 | 8½ | 8½ | | Bon | |
| 23 | 85 | Supér. | Rachit | | | | | Régul | 25 Janv. 60 | Somm | Gauche ant | | 42 | 19 9bre 60 | 3600 | mort | mort | 12 | 15 | 10 | 10 | | Bon | |
| 24 | 85 | Supér. | Rachit | | | | | Régul | 2 Juin 60 | Somm | Gauche ant | | 30 | 25 mars 61 | 3000 | vivant | vivant | 12 | 15 | 8½ | 9½ | | Bon | |
| 25 | 85 | Supér. | Rachit | | 2 | ? | ? | Irrégulier | 28 8bre 60 | Somm | Occ.^to ant^e | | 26 | 23 aout 61 | 3500 | vivant | vivant | 12 | 14 | 0 | 10 | | Bon | |
| 26 | 85 | Supér. | Rachit | | | | | Régul | ? | Somm | Gauche ant | Procidence du bras | 30 | 29 Juin 62 | 2500 | vivant | vivant | 12 | 13 | 9 | 12 | | Bon | |
| 27 | 85 | Supér. | Rachit | | 2 | Spontané | Vivant | Régul | 25 février 63 | Face | Droite post | | 23 ¾ | 5 xbre 63 | 3850 | mort | mort | 14 | 13½ | 9½ | 10½ | | Bon | |
| 28 | 85 | Supér. | Rachit | | | | | Régul | aout 63 | Somm | Droite post | | 44 | 19 mai 64 | 2000 | vivant | vivant | 10½ | 12 | 8½ | 8½ | | Bon | |
| 29 | 85 | Supér. | Rachit | | 2 | Laborieux | ? | Régul | février 64 | Somm | Gauche ant | | 35 | 7 9bre 64 | 3400 | vivant | vivant | 12 | 13 | 9 | 9½ | | Mort | |
| 30 | 85 | Supér. | Rachit | | 1 | ? | ? | Régul | avril 64 | Somm | Gauche ant | | 33 | 7 février 65 | 4100 | vivant | vivant | 12 | 13½ | 9¾ | 9½ | | Bon | |
| 31 | 85 | Supér. | Rachit | | | | | Régul | 18 7bre 64 | Somm | Droite post^e | | 23 | 21 Juin 65 | 2920 | vivant | mort | 12 | 13½ | 9½ | 9 | | Mort | |
| 32 | 85 | Supér. | Rachit | | 3 | Laborieux | ? | Régul | ? | Somm | Droite ant^e | | 23 | 18 Juillet 65 | 4280 | vivant | vivant | 12½ | 14 | 10½ | 10 | | Mort | |
| 33 | 85 | Supér. | Rachit | | | | | Régul | 15 Juin 65 | Somm | ? | | 24 ¾ | 29 mars 66 | 3200 | vivant | mort | 12 | 13 | 9½ | | | Mort | |
| 34 | 85 | Supér. | Rachit | 2 | | [illeg.] | | Régul | 25 aout 65 | Somm | Gauche ant^e | | 14 ¼ | 12 Juin 66 | 2430 | vivant | vivant | 10½ | 12½ | 8½ | 9½ | | Bon | |
| 35 | 85 | Supér. | Rachit | | | | | Régul | 26 février 66 | Somm | Gauche ant | | 36 ½ | 22 9bre 66 | 3750 | vivant | vivant | 11 | 14 | 9½ | 10 | Mastite | Bon | |
| 36 | 85 | Supér. | Rachit | | 3 | Spontané | Vivant | Régul | 19 avril 66 | Face | Gauche ant | | 55 | 30 Janv. 67 | 3500 | mort | mort | 13 | 14 | 9 | 9½ | | Mort | |

| | Rétrécissements | | Accouchements précédents | | | | | Dernier Accouchement | | | | | | | | | | | | | | | | |
|---|---|---|---|---|---|---|---|---|---|---|---|---|---|---|---|---|---|---|---|---|---|---|---|---|
| Degré | Siège | Cause | Nombre | À terme | Mode | Enfant | | Dernières Règles | Présent. | Position | Complications | Durée du travail | Date de l'accouchement | Poids de l'enfant | Naiss. | Sortie de l'hôpital | OF | OM | BP | SB | Suites de couches | État de la mère | Observations |
| 85 | Supérieur | Rachitisme | | 2 | Spontané | Vivant | | 14 mai 66 | Somm | Droite post. | — | 20h | 25 février 67 | 3900 | vivant | vivant | 12½ | 14¾ | 10¾ | 10 | — | Bon | |
| 85 | Super. | Rachit. | | 1 | Spont. | vivant | | 4 7bre 66 | Somm | Gauche ant. | Procidence du cordon | 10h | 23 juin 67 | 2670 | vivant | vivant | 12 | 13½ | 9 | 10 | — | Bon | |
| 85 | Super. | Rachit. | 2 | | Spont. | mort | | 29 avril 67 | Somm | Gauche ant. | — | 42½ | 29 janv. 68 | 3900 | vivant | mort | 13 | 14½ | 8½ | 10½ | — | Bon | |
| 84 | Super. | Rachit. | 1 | 1 | forceps | vivant | | 21 7bre 54 | Somm | Gauche ant. | — | 15 | 23 mai 55 | 2100 | vivant | vivant | 11 | 13 | 9 | 9 | — | Bon | |
| 84 | Super. | Rachit. | | | | | | 24 juillet 66 | Somm | Gauche ant. | — | 45½ | 13 avril 67 | 2900 | vivant | vivant | 12 | 13 | 9½ | 10 | — | Mort | |
| 83 | Super. | Rachit. | | | | | | 15 xbre 54 | Face | Droite post. | — | 48 | 16 xbre 56 | 2250 | vivant | vivant | 13 | 13½ | 8½ | 8½ | — | Bon | |
| 82 | Super. | Rachit. | | 1 | | | | 16 avril 55 | Somm | ? | — | 15½ | 3 janv. 56 | 3450 | vivant | vivant | 12½ | 13 | 9 | 11 | — | Mort | |
| 81 | Super. | Rachit. | | 1 | forceps | mort | | | Somm | Gauche ant. | — | 11½ | 16 janv. 65 | 2900 | vivant | vivant | 13 | 14 | 9½ | 9 | — | Bon | |
| 80 | Super. | Rachit. | 1 | 2 | forceps | vivant | | 15 juillet 54 | Somm | Gauche ant. | Procidence du cordon | 25½ | 28 avril 55 | 3550 | vivant | vivant | 11 | 13½ | 10 | 11 | — | Bon | |
| 80 | Super. | Rachit. | | 1 | | | | 16 février 58 | Somm | Gauche ant. | — | 17½ | 20 8bre 58 | 3000 | vivant | vivant | 11 | 13 | 9 | 9½ | — | Mort | Incision sur le col |
| 80 | Super. | Rachit. | | 1 | Spontané | mort | | 21 février 60 | Somm | Droite post. | Procidence du cordon | 10½ | 17 8bre 60 | 3600 | vivant | vivant | 12 | 14 | 10 | 9½ | — | Bon | |
| 80 | Super. | Rachit. | | | | | | 15 avril 61 | Somm | Gauche ant. | — | 2 jours | 17 avril 62 | 2350 | vivant | vivant | 11 | 12 | 9½ | 9 | fièvre puerpérale | Mort | |
| 80 | Super. | Rachit. | | 1 | Laborieux | mort | | mars 62 | Somm | Droite post. | — | 58h | 12 janv. 63 | 2850 | vivant | vivant | 13 | 14 | 9 | 9½ | — | Mort | |
| 80 | Super. | Rachit. | | 5 | Spontané | vivant | | 25 9bre 62 | Somm | Gauche ant. | — | 14 | 9 7bre 63 | 3700 | vivant | vivant | 13 | 14 | 9 | 9½ | — | Bon | |
| 80 | Super. | Rachit. | | 1 | | | | 11 février 63 | Somm | Gauche ant. | — | 41 | 20 9bre 63 | 3100 | vivant | mort | 12 | 14 | 10 | 10 | — | Mort | |
| 80 | Super. | Rachit. | | 1 | Labor.? | ? | | 17 avril 63 | Somm | Gauche ant. | — | 15½ | 26 avril 64 | 3100 | vivant | vivant | 11 | 14 | 9½ | 9½ | — | Bon | |
| 80 | Super. | Rachit. | | | | | | juillet 63 | Somm | Gauche ant. | Procidence du cordon | 31 | 24 avril 64 | 2800 | mort | mort | 11½ | 13 | 8 | 9 | — | Bon | |
| 80 | Super. | Luxation | | | | | | 20 7bre 63 | Somm | Droite post. | — | 31 | 31 juillet 64 | 2340 | vivant | vivant | 11 | 13 | 9 | 9 | — | Bon | Luxation coxo-fémorale |
| 80 | Super. | Rachit. | | | | | | juillet 64 | Somm | Gauche trans. | — | 30 20⁄100 | 13 avril 65 | 2950 | vivant | mort | 13 | 14 | 8 | 10 | — | Bon | Incision sur la partie inf. de la vulve |
| 80 | Super. | Rachit. | | | | | | Août 64 | Somm | Droite post. | — | 34 | 29 mai 65 | 2980 | vivant | vivant | 12½ | 14 | 8 | 12½ | — | Bon | |
| 80 | Super. | Rachit. | | 1 | Labor.? | vivant | | 16 avril 63 | Somm | Droite post. | — | 73 | 20 janv. 66 | 3420 | vivant | vivant | 11½ | 13½ | 9½ | 9 | — | Bon | |
| 80 | Super. | Rachit. | | 1 | Forceps | vivant | | 4 juillet 65 | Somm | Droite post. | Procidence du cordon | 14½ | 12 avril 66 | 3250 | vivant | vivant | 12 | 13 | 9½ | 10½ | — | Bon | |
| 80 | Super. | Rachit. | | 2 | Forceps | vivant | | ? | Somm | Gauche ant. | — | 7½ | 14 mars 67 | 3050 | vivant | vivant | 13 | 15½ | 9½ | 10½ | — | Bon | |
| 80 | Super. | Rachit. | | | | | | ? | Somm | ? | — | 67 | 29 juillet 67 | 3000 | mort | mort | 11 | 13 | 9 | 11 | — | Bon | |
| 80 | Super. | Rachit. | | 3 | 2 forceps | vivant | | 17 9bre 67 | Somm | Gauche post. | — | 32 | 29 août 68 | 3180 | vivant | vivant | 13 | 14 | 8½ | 10 | — | Bon | |
| 77 | Super. | Rachit. | | 1 | Forceps | vivant | | 12 mai 67 | Somm | Droite post. | — | 29 | 22 février 68 | 2880 | vivant | vivant | 11 | 13 | 9½ | 9½ | — | Bon | |
| 76 | Super. | Rachit. | | 2 | Spontané | vivant | | 5 xbre 62 | Somm | Droite ant. | — | 13 | 16 août 63 | 3660 | vivant | vivant | 12 | 13½ | 9½ | 10 | — | Bon | Débridement du col |
| 76 | Super. | Rachit. | 1 | | au prong? | ? | | 15 xbre 64 | Somm | ? | — | ? | 22 août 65 | — | vivant | mort | — | — | — | — | Métro-ovarite | Bon | |
| 76 | Super. | Rachit. | | 1 | Gross? | mort | | fin février 65 | Somm | Droite post. | — | 36 | 14 xbre 65 | 2920 | mort | mort | 12½ | 12½ | 9 | 9½ | Phlegmon… accidents puerpéraux | Mort | |
| 76 | Super. | Rachit. | 1 | | Spont. | vivant | | Janvier 66 | Somm | Droite post. | — | 18 | 7 9bre 66 | 2800 | vivant | mort | — | — | — | — | | Bon | |
| 75 | Super. | Rachit. | | 1 | Forceps | vivant | | 15 8bre 56 | Somm | Droite post. | — | 50 | 21 juillet 57 | 3400 | vivant | vivant | 12 | 13 | 10 | 9 | — | Bon | |
| 75 | Inférieur | Rachit. | | | | | | 22 7bre 57 | Somm | Gauche ant. | — | 8½ | 16 juin 58 | 2350 | vivant | vivant | 9 | 12 | 8 | 9 | — | Bon | |
| 75 | Super. | Rachit. | | | | | | 24 juin 62 | Somm | ? | — | 4 jours | 7 avril 63 | 3050 | mort | mort | 12 | 13 | 8 | 9 | — | Bon | |
| 75 | Super. | Rachit. | 1 | | Spont. | mort | | 11 août 62 | Somm | Gauche ant. | Procidence du cordon | 79 | 29 mai 63 | 2920 | mort | mort | 11½ | 13 | 8½ | 10 | — | Bon | |
| 75 | Super. | Rachit. | | | | | | 18 janv. 64 | Somm | Droite post. | — | 28 | 27 8bre 64 | 2950 | mort | mort | 12 | 14 | 9 | 9½ | — | Bon | Côté droit du bassin plus étroit que le côté gauche |
| 75 | Super. | Rachit. | 1 | 1 | Labor.? | mort | | 23 mai 64 | Somm | Gauche ant. | Procidence du cordon | 30 | 14 mars 65 | 3250 | vivant | vivant | 11½ | 13 | 8½ | 9½ | — | Bon | |

## Suite du 3ᵐᵉ Tableau

Rétrécissements · Accouchements précéd^ts · Dernier Accouchements

| Degré | Siége | Cause | Avant terme | À terme | Mode | Enfant | Régime actuel | Dernières Réglées | Présentation | Position | Complications | Durée du travail | Date de l'Accouchement | Poids de l'Enfant | Naissance | Sortie de l'hôpital | OF | OM | BP | SB | Suites de Couches | État de la mère | Observations |
|---|---|---|---|---|---|---|---|---|---|---|---|---|---|---|---|---|---|---|---|---|---|---|---|
| 75 | Supérieur | Rachitisme | | | | | Régulier | 8 avril 65 | Sommet | Gauche ant. | | 90 ½ | 17 Janv^r 66 | 2280 | vivant | mort | | | | | Métrite gangren^t | Mort | |
| 75 | Supér | Rachit | | | | | Régulier | 15 mars 65 | Somm | Droite post. | | 29 ½ | 23 Janv^r 66 | 2800 | vivant | mort | 11 | 13 | 8 ½ | 9 | | Bon | |
| 75 | Supér | Rachit. | | 1 | Spontané | Vivant | Régulier | 1^r Juillet 65 | Somm | Gauche ant. | Procidence du cordon | 13 ½ | 10 avril 66 | 2740 | vivant | vivant | 11 ½ | 13 | 9 ½ | 9 ½ | | Bon | |
| 75 | Supér | Rachit | | | | | Régulier | ? | Somm | Gauche ant. | | ? | 28 avril 66 | 2550 | mort | mort | 11 | 13 | 9 ½ | 9 | | Bon | |
| 75 | Supér | Rachit | | | | | Régulier | 5 Xbre 67 | Somm | Droite post. | | 18 | 30 Juin 68 | 2630 | vivant | vivant | 12 | 13 ½ | 9 | 9 | | Bon | |
| 70 | Supér | Rachit | | | | | Régulier | 26 9bre 56 | Siège | | | 32 ½ | 12 7bre 56 | 2650 | mort | mort | 11 | 13 | 9 | 10 | | Bon | |
| 70 | Supér? | Rachit | | | | | Régulier | ? | Somm | Gauche ant | | 2 jours | 23 Février 65 | 2000 | mort | mort | 11 ½ | 12 ½ | 8 ½ | 9 | | Bon | |
| 70 | Supér | Rachit. | | | | | Régulier | 8 Xbre 65 | Somm | Gauche haut | | 27 heures | 5 7bre 66 | 3070 | mort | mort | 12 | 13 ½ | 8 ½ | 9 ½ | Abcès gangren... | Mort | |
| 65 | Supér | Rachit | | | | | Régulier | ? | Somm | Gauche ant. | | 65 ½ | 11 avril 56 | 3120 | mort | mort | 11 ½ | 13 ½ | 9 ½ | 10 | | Bon | |
| 65 | Supér | Rachit | | | | | Régulier | 20 7bre 62 | Somm | Droite post | | 46 | 3 Juill. 63 | 3100 | mort | mort | 12 | 13 | 9 | 11 | Infect. puerul^nt | Mort | |
| 65 | Supér | Rachit | | | | | Régulier | 16 8bre 64 | Somm | Gauche ant | | 2 jours | 6 Juill. 65 | 2690 | vivant | vivant | 11 ½ | 14 | 8 ½ | 9 ½ | Métrite | Bon | |
| 65 | Supér | Rachit | | | | | Régulier | 26 avril 65 | Somm | Gauche ant | Hémorragie | 34 | 7 Janv^r 66 | 2040 | vivant | vivant | 11 | 13 | 8 ½ | 9 ½ | Gangrène du part | Mort | |
| 63 | Supér | Rachit. | | | | | Régulier | 15 8bre 62 | Somm | Droite post | Procidence du bras | 31 | 23 Juill. 63 | 2800 | vivant | vivant | 12 ½ | 13 | 9 ¼ | 9 ¼ | | Bon | |
| 57 | Supér | Rachit. | | | | | Régulier | avril 64 | Somm | | | 54 | 6 Xbre 64 | 1260 | vivant | vivant | | | | | | Bon | |
| ? | Supér | Rachit. | | 1 | Céphalot? | Mort | Régulier | ? | Somm | ? | | ? | 15 mai 52 | | vivant | vivant | | | | | | Bon | |
| ? | Supér | Rachit. | | 1 | Laborieux | Mort | Irrégul. | 2 9bre 51 | Somm | Gauche ant. | | 16 | 4 Juill. 52 | | vivant | mort | | | | | | Bon | Réglée tous les 3 mois |
| ? | Supér. | Rachit. | | 1 | Forceps | Vivant | Régul. | 10 8bre 51 | Somm | Gauche ant. | | 64 | 6 Juill. 52 | 2600 | vivant | vivant | 11 | 12 | 9 | 10 | | Bon | |
| ? | Supér. | Rachit. | | | | | Régulier | 23 mai 56 | Somm | Gauche ant | | 80 | 10 mars 57 | 3200 | mort | mort | 11 ½ | 13 ½ | 9 | 9 | | Mort | |
| ? | Supér. | Rachit. | | 1 | Labor^x | Mort | Régulier | Juin 56 | Somm | Gauche ant. | | 43 | 12 mars 57 | 3100 | vivant | vivant | 12 | 14 | 9 ½ | 10 | | Bon | |
| ? | Supér | Rachit | | 1 | Labor^x | Mort | Régulier | 2? février 56 | Somm | Gauche ant | Procidence du cordon | 39 | 1^r avril 57 | 3400 | vivant | vivant | 13 | 16 | 9 ½ | 10 | | Bon | Terminé p. des applicat de forceps répétées |
| ? | Supér | Rachit. | | | | | Régulier | 5 août 56 | Somm | Gauche ant | | 18 ½ | 6 mai 57 | 2350 | vivant | vivant | 11 | 13 | 9 | 9 | | Bon | |
| ? | Supér. | Rachit | | | | | Régulier | 12 Xbre 56 | Somm | Droite post. | | 18 ¾ | 19 7bre 57 | 2850 | vivant | vivant | 11 ½ | 14 | 9 ½ | 8 ½ | | Bon | |
| ? | Supér | Rachit. | | 1 | Spont. | Vivant | Régulier | 1^r Juillet 57 | Somm | Gauche ant | | 26 | 15 avril 58 | 2500 | vivant | vivant | 11 ½ | 13 | 8 | 9 | | Bon | |
| ? | Supér | Rachit | | 2 | Spont. | Vivant | Régulier | 20 août 57 | Somm | Gauche ant | | 22 | 28 mai 58 | 3420 | vivant | vivant | 11 ½ | 13 | 9 | 8 ½ | | Bon | |
| ? | Supér | Rachit | | 1 | Labor^x | Mort | Régulier | 4 Juillet 59 | Somm | ? | | ? | 14 avril 60 | 2520 | vivant | vivant | | | | | | Bon | Terminé p. des applic^t de forceps répétées |
| ? | Supér | Rachit | | | | | Régulier | 20 9bre 59 | Somm | Droite post. | | ? | 12 7bre 60 | 4100 | vivant | vivant | 12 | 15 ½ | 10 ½ | 10 ½ | | Bon | |
| ? | Inférieur | Rachit. | | | | | Régulier | 15 Janv^r 60 | Somm | Gauche ant | | 23 | 17 8bre 60 | 3200 | vivant | vivant | 11 ½ | 13 | 9 ½ | 9 ½ | | Bon | |
| ? | Supér | Rachit | | | | | Régulier | 20 avril 60 | Somm | Droite post | | 57 | 29 Janv. 61 | 2050 | vivant | vivant | 11 ½ | 12 ½ | 8 ½ | 12 ½ | | Mort | |
| ? | Supér | Rachit. | | 1 | ? | Mort | Régulier | Janvier 61 | Somm | Gauche ant | | 24 | 24 8bre 61 | 3300 | mort | mort | 11 | 14 | 8 ½ | 10 | | Mort | |
| ? | Supér | Rachit | | 1 | Spont. | ? | Régulier | 25 Janv^r 61 | Somm | ? | | 80 | 14 9bre 61 | 4000 | mort | mort | 11 ½ | 14 | 9 | 9 | | Bon | |
| ? | Supér | Rachit | | 1 | Forceps | Vivant | Régulier | 20 Janv^r 61 | Somm | Droite post. | | 15 ½ | 3 Xbre 61 | 3550 | vivant | vivant | 13 | 13 ½ | 8 ½ | 11 ½ | | Bon | |
| ? | Supér | Rachit | | | | | Irrégul. | 16 mai 61 | Somm | Gauche ant. | | 89 | 22 mars 62 | 3480 | mort | mort | 11 ½ | 14 | 9 ½ | 10 | | Bon | |
| ? | Supér. | Rachit. | | | | | Régul. | 15 8bre 62 | Somm | ? | | 18 ½ | 27 Juin 63 | 1360 | mort | mort | 9 ½ | 12 | 8 | 8 | | Bon | Débridement du périnée |
| ? | Inférieur | Rachit | | | | | Régulier | 25 Juin 64 | Somm | Droite post. | | 37 ½ | 17 avril 65 | 2400 | vivant | mort | 11 ½ | 14 | 9 | 10 | | Bon | |
| ? | Supér. | Rachit | | 2 | Labor^x | ? | Régulier | 26 Xbre 64 | Somm | ? | Procidence du cordon | 7 | 26 7bre 65 | 3050 | vivant | vivant | 12 ½ | 14 ½ | 9 ½ | 10 ½ | Phlegmon ligam... | Bon | |
| ? | Inférieur | Tumeur | | | | | Régulier | 27 mai 67 | Somm | Droite post. | | 60 | 8 mars 68 | 3600 | vivant | vivant | 12 | 16 | 10 | 9 | | Bon | Sortie malade. Tumeur fibreuse. |

### § 3. *Terminaisons par le forceps.*

Notre troisième tableau comprend 108 cas; mais nous n'avons d'indications du degré de rétrécissement que pour 86 d'entre eux. Parmi ces 86 cas, on en trouve 17 dans la première section comprenant les bassins dont le diamètre sacro-pubien mesurait 9 centimètres et plus. Ces 17 femmes ont donné 13 enfants vivants et 5 femmes succombèrent aux suites de couches. La durée du travail fut 32 heures 13 minutes, et le poids moyen des enfants était de 3,330 grammes.

La deuxième section comprend 68 cas, que l'on peut répartir, comme précédemment, en deux catégories : 49 comprenant les bassins dont le rétrécissement est moindre de 7 1/2 cent. et plus grands que 9 centimètres, et 19 placés dans la section de 6 à 7 1/2 centimètres. La première de ces deux catégories a donné 42 enfants vivants, et 12 femmes succombèrent. La moyenne de la durée du travail était de 30 heures 57 minutes, et le poids des enfants de 3,034 grammes. Les 19 femmes de la deuxième catégorie nous ont fourni 10 enfants vivants, et 4 femmes succombèrent. La durée moyenne du travail fut de 43 heures 43 minutes, et le poids moyen des enfants 2,804 grammes.

La troisième section ne comprend qu'un seul cas; l'enfant est né vivant, et la mère est sortie guérie. La durée totale du travail fut, dans cet exemple, de 54 heures, et le poids de l'enfant 1,260 gr.

En résumé, notre troisième tableau nous fournit les résultats suivants :

Sur les 86 cas, où toutes les indications ont pu être prises, nous trouvons 66 enfants vivants, et 21 femmes mortes. Si nous ajoutons maintenant les 22 cas pour lesquels il nous a été impossible de trouver le degré de l'angustie pelvienne, nous trouvons 17 enfants vivants, et 3 femmes mortes à la suite de l'accouchement. Ainsi, ces 108 cas nous ont donné 83 enfants vivants, c'est-à-dire une moyenne de 76,85 p. 100, et on ne perdit que 22,22 femmes p. 100.

Il n'est pas sans intérêt de comparer les diverses circonstances relatées dans ce tableau avec celles que nous avons signalées en parlant de l'accouchement terminé spontanément. Ainsi, dans la première section nous trouvons, pour la terminaison spontanée, une moyenne de 22 heures 30 minutes pour la durée du travail,

tandis que dans la terminaison par le forceps, la moyenne fut
de 32 heures 13 m. Il est évident que l'on doit conclure de là, et
cette partie sera plus étendue au chapitre des indications, que lorsque l'on a laissé passer un laps de temps de 7 à 8 heures, supérieur à la durée moyenne du travail dans les bassins bien conformés, on est autorisé à intervenir. Mais, comme la nature agit diffé-
remment chez chaque femme, il ne peut être établi de règle fixe,
et le temps sera presque toujours dépassé.

Une remarque qui ne manque pas non plus d'intérêt, c'est la différence qui existe entre les deux moyennes des poids des enfants :
ainsi, dans cette première section, pour l'accouchement spontané,
nous avons trouvé un poids de 2,825 grammes ; tandis que, dans la
terminaison par le forceps, le poids moyen était de 3,330. Ne peut-
on pas penser que si le poids avait été le même que dans le premier tableau, les femmes qui nous occupent en ce moment seraient
vraisemblablement accouchées spontanément, puisque l'angustie
pelvienne est la même? Mais le volume de l'enfant a été la seule
cause de la durée du travail et, par conséquent, de l'intervention.

En examinant les résultats fournis par les exemples de la seconde section, c'est-à-dire pour des bassins compris entre 9 et
6 centimètres, nous trouvons une confirmation de ce qui précède.
En effet, pour l'acccouchement spontané la durée moyenne du travail a été de 16 heures 15 minutes, tandis que par la terminaison
par le forceps, nous constatons que le travail a durée en moyenne
trente-sept heures vingt minutes ; mais il faut remarquer que dans
le premier cas le poids moyen de l'enfant fut de 2,615 grammes,
tandis que dans le deuxième nous trouvons un poids moyen de
2,919 grammes. Il ne nous paraît pas inutile de faire remarquer
combien ces calculs sont approximatifs; ainsi, dans l'accouchement
spontané, nous faisons entrer en ligne de compte des cas dans lesquels la durée du travail a été très-minime, comme six heures
trente, quatorze heures cinquante, sept heures quarante-cinq minutes, ce qui diminue considérablement le chiffre d'ensemble cal-
culé d'une façon générale. Il est vrai qu'on peut objecter que les
enfants pesaient alors 1759, 1600 et 1320 grammes, ce qui, par
compensation, atténue la moyenne du poids de l'enfant; mais, lorsque l'on compare les résultats des deux modes de terminaison, la
proportion n'est plus exacte, car dans notre tableau du forceps un
seul enfant ne pesait que 1650, ce qui sur 68 cas influe peu sur la
moyenne générale. Aussi ne faut-il pas trop s'étonner des différences que l'on rencontre pour des bassins ayant une même angustie

pelvienne, et faut-il chercher dans le détail des tableaux l'explication des données et des résultats si différents.

Je ne dirai rien des exemples rentrant dans la troisième section ;
nous n'en avons qu'un de chaque côté, et la comparaison de ces deux
cas, vu les circonstances exceptionnelles dans lesquelles ils se sont
produits, n'offrirait pas un intérêt scientifique immédiat.

Disons encore que, dans la terminaison par le forceps, on peut
voir également des enfoncements des os du crâne, et que plus souvent dans ce mode que dans la terminaison spontanée ces lésions
s'accompagnent de fractures complètes ou incomplètes. Nous ferons
simplement remarquer que c'est toujours à la projection exagérée
de l'angle sacro-vertébral et non à l'application de l'instrument
qu'il faut attribuer ces enfoncements.

## § 4. *Terminaison par crâniotomie.*

Ce quatrième tableau se compose de 16 cas, parmi lesquels 10 seulement ont été examinés au point de vue du degré de rétrécissement du bassin. Nous continuerons pour celui-là la marche que nous avons suivie pour les autres en faisant ressortir les particularités propres à chaque section.

Dans un seul cas, le bassin ayant plus de 9 centimètres dans son diamètre antéro-postérieur, la femme est sortie bien portante. La durée du travail fut de quatorze heures et le poids de l'enfant de 2,800 grammes.

La seconde section comprend 9 cas; 3 femmes succombèrent. La durée moyenne du travail fut de vingt-neuf heures trente minutes, et le poids moyen des enfants très-approximatif, puisqu'une partie du cerveau a été expulsée par le seul fait de la crâniotomie, 2,977 grammes.

En résumé, ce tableau nous donne les résultats suivants : sur 16 femmes, 6 succombèrent et tous les enfants sont morts. La mortalité des mères est de 37, 5 p. 100.

Au seul examen du tableau, on trouve l'explication de l'opération qui a été pratiquée. En effet, on peut constater que 9 fois sur 16 le cordon était en procidence avec la mort du fœtus; ne faisant alors aucun doute, il était de règle de diminuer le volume de la tête pour rendre plus facile la terminaison de l'accouchement. Dans 2 autres cas, l'enfant s'est présenté par le siége, et les difficultés que nous avons signalées dans la version sont apparues de nouveau. L'enfant étant mort très-probablement pendant les efforts que l'on fit pour l'extraire, on eut encore recours à la crâniotomie pour protéger la vie de la mère. Enfin, les 5 autres cas doivent être rangés parmi ceux dans lesquels la mort étant survenue pendant l'application du forceps, il devenait inutile d'exposer la femme à de plus longues tentatives douloureuses et dangereuses, et la diminution du volume de la tête se présentait naturellement. La mortalité paraît cependant considérable; mais nous ferons remarquer que, sur les 6 femmes qui succombèrent, 3 étaient en travail depuis très-longtemps (77, 51 et 40 heures); de plus, n'oublions pas que c'est à la Clinique que l'on amène de préférence les malheureuses que l'on n'a pas pu délivrer en ville, alors que des manœuvres de toutes sortes, et pendant de longues heures, ont été tentées pour terminer l'accouchement.

4ᵐᵉ Tableau. Cas de Rétrécissements du Bassin terminés par la Craniotomie

| N° d'ordre | Rétrécissements | | | Accouchements précédents | | | | État menstruel | Dernier Accouchement | | | | | | | | | | Observations |
| --- | --- | --- | --- | --- | --- | --- | --- | --- | --- | --- | --- | --- | --- | --- | --- | --- | --- | --- | --- |
| | Degré | Siège | Cause | Av. terme | À terme | Mode (Terminaison) | Enfant (Terminaison) | | Dernières Règles | Présentation | Position | Complications | Terminaison | Durée du travail | Date de l'accouchement | Poids de l'Enfant | Suites de Couches | État de la mère | |
| 1 | 95 | Supérieur | Rachitisme | ... | ... | ... | ... | Régult | 19 Juillet 63 | somm | ? | Providence du cordon | Forceps | 14 | 11 avril 64 | 2800 | Métrite intense | Bon | |
| 2 | 87 | Supér | Rachit. | ... | 1 | spontané | ? | Régul | 25 mars 64 | somm | ? | — | Forceps | 21½ | 27 9bre 64 | 2750 | — | Mort | |
| 3 | 85 | Supér | Rachit. | ... | ... | ... | ... | Régul | 8 mai 62 | somm | ? | Providence du cordon | Forceps | 16 | 10 février 63 | 3050 | — | Bon | Sans cerveau |
| 4 | 85 | Supér | Rachit. | ... | 3 | spont. | vivant | Régul | 28 août 64 | somm | Gauche transv | — | Forceps | 42½ | 3 Juin 65 | 3600 | — | Bon | Sans cerveau |
| 5 | 85 | Supér | Rachit. | ... | ... | ... | ... | Régul | 29 7bre 64 | face | Droite post | Providence du cordon | Forceps | 22½ | 21 Juin 65 | 1920 | — | Bon | Sans cerveau |
| 6 | 85 | Supér | Rachit. | ... | ... | ... | ... | Régul | 31 Xbre 65 | somm | Gauche transv | Providence du cordon | Forceps | 14 | 29 7bre 66 | 2450 | — | Bon | Sans cerveau |
| 7 | 80 | Supér | Rachit. | ... | 3 | spont. | vivant | Régul | 12 août 66 | Siège | ..... | — | Extraction | 77 | 9 Juin 67 | 4000 | — | Mort | Sans cerveau |
| 8 | 78 | Supér | Rachit. | ... | ... | ... | ... | Régul | 12 9bre 57 | somm | Gauche ant. | Providence du cordon | Forceps | 18½ | 15 août 58 | — | — | Bon | |
| 9 | 75 | Supér | Rachit. | ... | ... | ... | ... | Régul | 18 avril 65 | somm | Droite post. | Providence du cordon | Forceps | 13½ | 14 février 66 | 3070 | — | Bon | Sans cerveau |
| 10 | 65 | Supér | Rachit. | ... | 1 | Labor? | ? | Régul | 23 avril 63 | somm | ? | — | Forceps | 40 | 15 Janvr 64 | — | — | Mort | |
| 11 | ? | Supér | Rachit. | ... | ... | ... | ... | Régul | 10 8bre 51 | somm | ? | Providence du cordon | Forceps | 65 | 18 août 52 | — | — | Bon | |
| 12 | ? | Supér | Rachit. | ... | ... | ... | ... | Régul | mars 61 | somm | Gauche transv | Providence du cordon | Spontané | 51 | 5 Janvr 52 | 2350 | — | Mort | Sans cerveau |
| 13 | ? | Excavat? | Tumeur | ... | 6 | ? | ? | Régul | 5 février 63 | somm | ? | — | Spontané | 23½ | 15 9bre 63 | 3300 | — | Mort | Sans cerveau. Tumeur [illegible] à la pointe [illegible] |
| 14 | ? | Supérieur | Rachit. | ... | ... | ... | ... | Régul | 12 Xbre 65 | somm | ? | Providence du cordon | Forceps | 31 | 15 août 65 | 2640 | — | Mort | Sans cerveau |
| 15 | ? | Supér | Rachit. | ... | ... | ... | ... | Régul | fin Juin 66 | Siège | ..... | — | Extraction | 48 | 6 mai 67 | 3500 | — | Bon | Sans cerveau |
| 16 | ? | Inférieur | Rachit. | ... | ... | ... | ... | Régul | ? | somm | Gauche ant | — | Forceps | 20 | 24 Juin 68 | 3490 | — | Bon | Sans cerveau |

| Degré | Siège | Cause | Acc. préc. À terme | Acc. préc. Avant terme | Terminaison Mode | Terminaison Enfant | Caractère menstruel | Dernières Règles | Présentation | Position | Complications | Terminaison | Durée du travail | Date de l'accouchement | Poids de l'enfant | Naissance | Sortie | OF | OM | BP | SB | Suites de Couches | État de la mère | Observations |
|---|---|---|---|---|---|---|---|---|---|---|---|---|---|---|---|---|---|---|---|---|---|---|---|---|
| 95 | Supérieur | Rachitisme | 1 | 1 | Acc. prém. | ? | Régul | 15 7bre 61 | Épaule | | | Version | 2 jours ½ | 9 Juin 62 | 2950 | vivant | vivant | 11 | 12½ | 9½ | 9½ | | Bon | |
| 90 | Supér. | Rachit. | | 2 | Laborieux | mort | Régul | 28 mars 60 | Sommet | ? | | Version | 5 heures | 13 xbre 60 | 3500 | vivant | vivant | | | | | | Bon | |
| 85 | Supér. | Rachit. | | 1 | Laborieux | mort | Régul | 9bre 61 | Somm | Gauche ant. | | Spontané | 29 ½ | 7 août 62 | 2600 | vivant | vivant | 11½ | 13½ | 7½ | 9 | | Bon | |
| 85 | Supér. | Rachit. | | 1 | Craniotomie | mort | Régul | ? | Somm | Gauche ant | | Spontané | 17 | 17 7bre 62 | 2800 | vivant | vivant | 12 | 13½ | 9 | 9 | | Bon | |
| 85 | Supér. | Rachit. | 1 | | Acc. prém. | mort | Régul | ? | Somm | ? | | Spontané | 6 | 6 avril 64 | 3000 | vivant | vivant | 11 | 12½ | 9 | 9½ | | Bon | |
| 85 | Supér. | Rachit. | | | | | Régul | 28 août 64 | Somm | Gauche ant. | | Spontané | 10 ¼ | 14 mai 65 | 1950 | vivant | mort | 10 | 11 | 8 | 8 | | Bon | |
| 85 | Supér. | Rachit. | | 1 | Laborieux | mort | Régul | 14 9bre 64 | Somm | Droite ant. | | Spontané | 19 | 4 août 65 | 2590 | vivant | vivant | 11 | 13½ | 9 | 10 | | Bon | |
| 85 | Supér. | Luxation | | | | | Régul | 28 Juin 65 | Somm | Gauche ant. | | Forceps | 19 | 15 mars 66 | 2700 | vivant | vivant | 11½ | 12 | 9 | 9 | fièvre puerpérale | Mort | |
| 85 | Supér. | Rachit. | | 1 | Céphalot. | mort | Régul | 23 7bre 65 | Somm | ? | | Forceps | 3 jours | 9 Juill 66 | 1750 | vivant | vivant | 11 | 13 | 8 | 8½ | | Bon | |
| 85 | Supér. | Rachit. | | | | | Régul | 9bre 66 | Somm | Droite post. | | Forceps | 21 h. | 24 Juill 67 | 3110 | vivant | mort | 11½ | 14 | 9 | 9½ | | Bon | Dépress. des os de la tête de l'enf. |
| 85 | Supér. | Rachit. | | 1 | Céphalot. | mort | Régul | 30 xbre 59 | Épaule | | | Version | 12 | 20 7bre 60 | 3320 | vivant | mort | 10 | 13 | 9½ | 10 | | Bon | |
| 80 | Supér. | Rachit. | | | | | Régul | 13 mai 57 | Somm | Gauche ant. | | Spontané | 45 | 21 février 58 | 2900 | vivant | vivant | 11 | 13 | 8 | 8½ | | Bon | |
| 80 | Supér. | Rachit. | | | | | Régul | ? | Somm | Gauche ant. | | Spontané | 8 jours | 21 mai 63 | 2410 | vivant | vivant | 10½ | 11½ | 8 | 8½ | | Bon | |
| 80 | Supér. | Rachit. | | 2 | Laborieux | mort | Régul | 25 mai 65 | Somm | ? | Procidence du cordon | Forceps | 22 ½ | 17 février 66 | 3400 | mort | mort | 11 | 13 | 9 | 9½ | | Bon | Débridement du col |
| 80 | Supér. | Rachit. | 1 | 2 | Forceps | mort | Régul | 8 9bre 67 | Épaule | | | Version | 24 | 21 Juill 68 | 2460 | mort | mort | 11½ | 13 | 9 | 10 | | Mort | |
| 80 | Supér. | Rachit. | | | | | Régul | 7bre 62 | Somm | ? | Procidence du cordon | Craniotomie Forceps | 55 | 5 mai 63 | 1850 | mort | mort | | | | | | Bon | Sans cerveau |
| 76 | Supér. | Rachit. | | 1 | Forceps | mort | Régul | ? | Épaule | | | Vers. forceps craniotomie | ? | 15 9bre 67 | 2350 | mort | mort | 11 | 12 | 8 | 8½ | | Mort | |
| 75 | Supér. | Rachit. | 1 | 3 | avortement céphalotripsie & forceps | mort | Régul | 11 xbre 58 | Somm | Gauche ant. | Procidence du bras | Spontané | ? | 25 Juill 59 | | mort | mort | | | | | | Bon | |
| 75 | Supér. | Rachit. | | 1 | céphalotripsie | mort | Régul | 5 janv 62 | Somm | Gauche ant. | | Spontané | ? | 13 7bre 62 | 2200 | vivant | vivant | 10 | 11 | 7 | 9½ | | Bon | Incision sur le col. |
| 75 | Supér. | Rachit. | | | | | Régul | 20 9bre 65 | Somm | Gauche ant. | | Spontané | ? | ? | | vivant | vivant | 11 | 14 | 8 | 9 | | Bon | |
| 75 | Supér. | Rachit. | 2 | 2 | Laborieux | ? | Régul | 25 xbre 66 | Siège | | | Spontané | 10 heur | 22 août 67 | 2090 | mort | mort | 10½ | 12 | 8¾ | 9 | | Bon | |
| 75 | Supér. | Rachit. | 2 | 1 | Acc. prém. | ? | Régul | 18 Juin 53 | Somm | Gauche ant. | | Forceps | 16 | 10 février 54 | 2700 | mort | mort | 10 | 14 | 8½ | 9½ | | Mort | Dépression des os de la tête de l'enf. |
| 75 | Supér. | Rachit. | | | | | Régul | 20 mai 63 | Somm | Gauche ant. | | Forceps | 46 | 15 février 64 | 2060 | vivant | vivant | 11 | 12½ | 8½ | 9 | | Bon | |
| 75 | Supér. | Rachit. | | | | | Régul | 8 7bre 63 | Somm | Gauche ant. | | Forceps | 21 | 12 mai 64 | 1320 | vivant | mort | 11 | 13 | 7½ | 9 | | Bon | |
| 75 | Supér. | Rachit. | 5 | 1 | ? | ? | Régul | 29 août 67 | Somm | Gauche post. | | Forceps | 28 ⁴⁶/₆₀ | 12 mai 68 | 1990 | mort | mort | 11½ | 12½ | 8½ | 9½ | | Mort | |
| 75 | Supér. | Rachit. | | 1 | Laborieux | mort | Régul | 15 9bre 63 | Somm | | | Cran. forceps | 10 | 31 Juill 64 | 2100 | mort | mort | | | | | | Bon | Sans cerveau |
| 75 | Supér. | Rachit. | | 2 | Laborieux | mort | Régul | 1 mars 66 | Siège | | | Spontané | 30 | 25 8bre 66 | 2260 | mort | mort | 10 | 11½ | 8 | 9 | Micro-péritonite | Mort | Incision sur le col. |
| 70 | Supér. | Rachit. | | 1 | Céphalot. | mort | Régul | 20 7bre 54 | Somm | Gauche ant. | | Forceps | 21 | 20 mai 55 | | vivant | vivant | 11 | 12½ | 9½ | 9½ | | Bon | Incision sur le col. |
| 70 | Supér. | Rachit. | 1 | | Acc. prém. | ? | Régul | 30 mai 66 | Somm | Gauche ant. | | Forceps | 48 | 31 Janv 67 | 2050 | vivant | vivant | 10½ | 11½ | 7½ | 8 | | Bon | |
| 70 | Supér. | Rachit. | | 1 | Céphalot. | mort | Régul | 11 9bre 60 | Siège | Droite post. | | Céphalot. | 31 | 12 Juill 61 | 2050 | mort | mort | | | | | | Bon | Sans cerveau |
| 70 | Supér. | Rachit. | 5 | | Spontané | mort | Régul | 25 janv 56 | Siège | Gauche post. | | Version | 28 ½ | 2 févr 56 | 1500 | mort | mort | 8½ | 8½ | 7½ | 7 | | Bon | |
| 65 | Supér. | Rachit. | 1 | 2 | acc. prém. & céphalot. | mort | Irrégul | 14 avril 57 | Siège | | | Spontané | ? | 3 Janv 58 | | mort | mort | | | | | | Bon | |
| 65 | Supér. | Rachit. | 5 | | Spont. | ? | Régul | ? | Somm | Gauche ant. | | Spontané | 12 | 18 9bre 59 | 1200 | vivant | mort | | | | | | Bon | 6 mois de grossesse ? |
| 65 | Supér. | Rachit. | 1 | 1 | acc. prém. & céphalot. | mort | Irrégul | 20 avril 62 | Siège | Droite post. | | Spontané | 11 | 12 xbre 62 | 1550 | vivant | mort | 10 | 11 | 8½ | 8½ | | Bon | |
| 65 | Supér. | Rachit. | 1 | | acc. prém. | ? | Régul | 26 Juin 67 | Somm | Gauche ant. | | Forceps | 24 | 16 février 68 | 1800 | vivant | vivant | 10½ | 12½ | 8¾ | 9 | | Bon | |
| 65 | Supér. | Rachit. | | | | | Régul | 15 8bre 62 | Somm | ? | Procidence du cordon | Force. pelvial. | 3 jours | 23 Juin 63 | 1500 | mort | mort | | | | | | Mort | Sans cerveau |

| Rétrécissements | | | Accouchements précéd.ᵗˢ | | Terminaison | | État menstruel | Dernières Règles | Présentation | Position | Complications | Terminaison | Dernier Accouchemens — Durée du travail | Date de l'accouchement | Poids de l'enfant | État de l'enfant — Naissance | Sortie de l'hôpital | OF | OM | BP | SB | Suites de Couches | État de la mère | Observations |
|---|---|---|---|---|---|---|---|---|---|---|---|---|---|---|---|---|---|---|---|---|---|---|---|---|
| Degré | Siège | Cause | Avort. | Plac. | Mode | Enfant | | | | | | | | | | | | | | | | | | |
| 65 | Supérieur | Rachitisme | ... | 1 | Forceps | Mort | Régulier | 19 mars 64 | Somm | ? | Procidence du bras | Forc. céphal. | 9 | 4 Xbre 64 | 2130 | mort | mort | — | — | — | — | — | Mort | Sans cerveau |
| 65 | Supér. | Rachit | ... | ... | ... | ... | Régul | 15 août 64 | Somm | ? | Procidence du cordon | Céphalot. | 3 jours | 17 avril 65 | 1650 | mort | mort | — | — | — | — | — | Bon | Sans cerveau |
| 65 | Super | Rachit | 5 | 1 | Face présen. Céphalot | ? | Régul | ? | Somm | ? | Procid. du pied et main | Version | 11 heur. | 18 Janv.r 60 | 1200 | mort | mort | 10 | 11 | 8½ | 9 | — | Bon | |
| 60 | Super | Rachit | ... | ... | ... | ... | Régul | ? | S. ? | ? | | | ? | Janv.r 59 | — | mort | mort | — | — | — | — | — | Mort | Morte sans être accouchée pendant les couches utérines |
| 55 | Super | Rachit | ... | ... | ... | ... | Régul | 18 mars 67 | Somm | ? | | Forceps | 17 ½ | 31 8bre 67 | 1640 | mort | mort | 10 | 10½ | 7½ | 8 | — | Bon | |
| 55 | Super | Rachit | ... | ... | ... | ... | Régul | ? | Siège | | Rupture utérine | Vers. céphal | ? | 31 Juillet 59 | 1800 | mort | mort | — | — | — | — | — | Mort | Sans cerveau, enfant macéré |
| 55 | Super | Rachit | ... | ... | ... | ... | Régul | 1 avril 67 | Somm | 4 | | Céphalotrip. | ? | 13 9bre 67 | — | mort | mort | — | — | — | — | — | Mort | |
| 53 | Super | Rachit | ... | ... | ... | ... | Régul | 31 Janv.r 66 | Somm | ? | | Forceps | 60 | 20 7bre 66 | 1800 | mort | mort | 11 | 13 | 8 | 8 | — | Bon | Incision sur le périnée |
| 9 | Super | Rachit | ... | 1 | Céphalot | Mort | Irrégul | 28 mars 52 | Siège | | Procidence du cordon | Version | ? | 17 9bre 52 | — | vivant | mort | — | — | — | — | — | Bon | |
| 9 | Super | Rachit | ... | ... | ... | ... | Régul | 17 9bre 64 | Somm | Gauche ant. | | Spontané | 8 33/40 | 30 Juillet 62 | 2450 | vivant | vivant | 11 | 12 | 8½ | 9 | — | Bon | |

**§ 5.** *Terminaison par l'accouchement prématuré artificiel.*

Ce tableau comprend 46 cas, parmi lesquels 2 seulement ne portent pas d'indication du degré de rétrécissement.

Deux rentrent dans notre première section, dans des bassins ayant 9 centimètres et plus de diamètre sacro-pubien. Les 2 enfants naquirent vivants et les 2 femmes sortirent bien portantes. La durée moyenne du travail fut de 34 heures, et le poids moyen des enfants 3,225 grammes.

38 cas font partie de la deuxième section, c'est-à-dire ont eu lieu dans des bassins compris entre 6 centimètres inclusivement et 9 centimètres exclusivement dans le diamètre antéro-postérieur.

Nous subdiviserons ces 38 cas en 15, qui appartiennent à des bassins dont le diamètre sacro-pubien mesurait moins de 9 et plus de 7 1/2 centimètres, et 23 des bassins compris entre 7 1/2 et 6 centimètres inclusivement. Les 15 premiers cas ont fourni 10 enfants et 3 femmes succombèrent aux suites de couches. La durée moyenne du travail fut de vingt-neuf heures neuf minutes, et le poids moyen des enfants 2,592 grammes.

Pour les 23 cas de la deuxième catégorie, on trouve 9 enfants vivants, et 6 femmes mortes. La durée moyenne du travail fut de vingt-huit heures quarante-six minutes, et le poids moyen des enfants 1,998 grammes.

Dans la troisième section, nous avons 4 cas qui ont donné 4 enfants morts et 2 femmes ont succombé. La durée moyenne du travail a été de trente-huit heures trente-sept minutes, et le poids moyen des enfants 1,846 grammes.

En résumé, sur ces 46 cas, nous trouvons 23 enfants vivants et 11 femmes ayant succombé pendant les suites de couches; ce qui peut se traduire par : 50 p. 100 enfants vivants, et 23,91 p. 100 mortalité des mères.

C'est à peine si l'on peut comparer les résultats de la première section fournis par l'accouchement prématuré artificiel avec ceux que nous ont déjà donnés l'accouchement spontané et la terminaison par le forceps. Nous n'avons, en effet, dans ce dernier tableau, que 2 exemples à mettre en regard des 25 cas de notre premier relevé et des 17 de notre troisième tableau. Cependant, comme la réussite a été complète dans ces 2 cas, nous ne pouvons que demander que de nouveaux faits s'ajoutent à ceux-là pour affirmer l'opportunité

de ces tentatives dans des bassins même peu rétrécis ; faisons remarquer que l'on s'est adressé à des femmes multipares, dont l'une
s'était déjà bien trouvée de ce mode de terminaison, et dont l'autre
avait eu un accouchement précédent laborieux et dont l'enfant
était mort.

Comme on devait s'y attendre, c'est surtout la 2e section qui
est riche en exemples de cette nature, et la comparaison avec les
tableaux précédents peut nous fournir d'utiles enseignements.

Dans la première catégorie de cette 2e section, bassins de 9 à
7 1/2 centimètres :

Acc. spont., 45 femm. 33 enfants viv.  3 femm. mortes. 22 h. 15. trav. 2775 poids.
— forceps, 49 —     42     —      12     .—      30  57  —   3034  —
— prémat. 15 —     10     —      3     —       29  9   —   2592  —

Ce qui revient à dire que pour les enfants on obtient par l'accouchement spontané 73,33 pour 100 d'enfants vivants ; par le forceps, 85,81 pour 100 ; et par l'accouchement prématuré artificiel.
66,66 pour 100.

Pour les mères, le premier mode de terminaison est fâcheux,
à 6,66 pour 100, le deuxième, à 24,48 et le troisième, à 20 p. 100.

Par ce petit tableau, il semblerait que la terminaison par le forceps devrait être préférée, au moins pour les enfants, mais il nous
faut introduire en ligne de compte la viabilité du nouveau-né,
beaucoup succombent en effet avant les huit jours qui suivent l'accouchement, et ces moyennes se réduisent alors à 60 pour 100 par
le premier procédé ; 71.42 pour 100 par le forceps et 60 pour 100
par l'accouchement prématuré artificiel. Mais n'oublions pas que
la vie de la mère ne saurait être négligée et qu'il faut au contraire
la prendre en grande considération. Or, on n'a à déplorer que
très-peu de pertes dans le premier mode de terminaison, beaucoup
plus dans le deuxième, et moins dans le troisième. Nous verrons
au chapitre des indications le choix que l'on doit faire entre ces
trois modes et les raisons qui doivent guider dans ce choix.

Dans la deuxième catégorie de cette même section, bassins de
7 1/2 à 6 centimètres, on trouve :

Acc. spont., 9 femm.  4 enfants viv.  2 femm. mortes. 16 h. 15. trav. 2615 poids.
— forceps, 19 —     10     —      4     —       43  43  —   2804  —
— prémat. 23 —     9     —      6     —       28  46  —   1998  —

Ainsi les résultats peuvent se formuler ainsi : par le premier
procédé on a obtenu 44,44 p. 100 enfants vivants ; par le deuxième

52,63 pour 100 enfants vivants ; et par le troisième, 39.13 pour 100 enfants vivants. On n'a eu à déplorer que 22,22 pour 100 de femmes mortes par la terminaison spontanée ; 21,05 par le forceps et 26,08 par l'accouchement prématuré artificiel. Nous voyons encore que le forceps semble préférable, mais en allant plus loin, comme nous l'avons fait plus haut, c'est-à-dire en calculant d'après les enfants vivants à leur sortie de l'hôpital, nous trouvons pour l'accouchement spontané le même chiffre 44,44 pour 100 ; pour le forceps, 42,10 seulement, et pour l'accouchement prématuré 21,73. Nous renvoyons encore au chapitre des indications pour les conclusions qu'il s'agit de tirer de ces données.

Quant à la troisième section, les résultats sont déplorables, puisque nous avons 100 pour 100 enfants morts et 50 pour 100 de mortalité pour les mères. Nous ne saurions du reste comparer ces données avec celles fournies par les tableaux précédents, puisque nous n'avons eu que des enfants vivants, il est vrai, mais non viables, dont les poids étaient de 940 et 1,260 grammes.

## § 6. *Terminaison par la céphalotripsie.*

Ce tableau comprend 90 cas, dont 74 portent l'indication du degré de rétrécissement. Nous continuerons, comme précédemment, à ranger ces exemples dans les trois sections que nous avons admises.

2 cas rentrent dans la première section, une des femmes a succombé. La durée moyenne du travail fut de soixante-quatre heures.

69 cas font partie de la deuxième section et peuvent se subdiviser en : 17 appartenant à des bassins dont le diamètre antéro-postetérieur mesure moins de 9 et plus de 7 1/2 centimètres, et 52 compris dans les bassins mesurant 6 centimètres et plus, et moins de 7 1/2 centimètres. — La première catégorie a donné 4 femmes mortes, la durée moyenne du travail a été de cinquante-sept heures vingt-six minutes. La seconde catégorie comprenant 52 cas a donné 15 femmes mortes, et la durée moyenne du travail a été de quarante-cinq heures cinq minutes.

La troisième section qui se rapporte à des bassins dont le diamètre antéro-posétrieur mesure moins de 6 centimètres, comprend 3 cas. Les 3 femmes sont sorties bien portantes, et la durée moyenne du travail a été de vingt-cinq heures trente minutes.

En résumé, ce tableau nous montre que, sur 90 femmes qui ont eu à subir la céphalotripsie, 24 succombèrent aux suites de couches, et comme tous les enfants ont été sacrifiés par l'opération, on peut traduire ainsi les résultats généraux : mortalité pour les enfants 100 pour 100; mortalité pour les mères 26, 66 pour 100.

La céphalotripsie est une opération qui ne se fait guère que lorsque l'accouchement, laissé aux seuls efforts naturels, n'a pu réussir, et lorsque de plus des applications de forceps répétées n'ont pas amené la délivrance. Aussi voyons-nous que les exemples sont peu nombreux dans la première section, c'est-à-dire dans des bassins de plus de 9 centimètres de diamètre sacro-pubien qui permettent généralement très-bien le passage d'une tête fœtale d'un volume ordinaire. Mais il faut tenir compte de l'état d'une femme comme celle qui fait l'objet de notre numéro 1, apportée de la ville après quatre jours de travail, après avoir subi plusieurs tentatives infructueuses de délivrance. On doit ménager le plus possible les organes génitaux, et pour cela diminuer considérablement la tête fœtale. L'état spécial dans lequel cette femme a été amenée à l'hôpital, les suites de l'accouchement, thrombus du vagin, infection putride et hémorrhagie, expliquent suffisamment

| Rétrécissements | | | Accouchements précédents | | | | État menstruel | Dernières Règles | Présentation | Position | Complications | Dernier Accouchement | | | | | | Observations |
|---|---|---|---|---|---|---|---|---|---|---|---|---|---|---|---|---|---|---|
| Degré | Siège | Cause | Avant terme | À terme | Mode | Enfant | | | | | | Terminaison | Durée du travail | Date de l'accouchement | Poids de l'Enfant | Suites de Couches | État de la mère | |
| 91 | Supérieur | Rachitisme | .. | .. | .. | .. | Régulier | fin Décemb 67 | Somm | ? | — | Céphal. & forceps | 4 jours | 14 8bre 68 | 2520 | Thrombus du vagin | Mort | Sans cerveau |
| 90 | Supérieur | Rachit | .. | 4 | Labor? | ? | Régul | Juillet 62 | Somm | ? | — | Forceps | 3 h min | 19 avril 63 | 3800 | — | Bon | |
| 86 | Super | Rachit | 2 | 4 | Labor? | mort | Régul | ? | Somm | ? | — | Céphalot | 28 | ? 7bre 66 | 3450 | — | Bon | Sans cerveau |
| 85 | Super | Rachit | .. | 9 | Labor | ? | Régul | ? | Somm | Gauche ant | — | Céphalot | 30 | 4 Janv 60 | 4000 | — | Bon | |
| 85 | Super | Rachit | .. | 7 | Labor | ? | Régul | Juin 64 | Somm | ? | — | Forceps | 5 jours | 11 mars 65 | 3100 | — | Bon | |
| 85 | Super | Rachit | .. | .. | .. | .. | Régul | 12 août 64 | Somm | Gauche ant | — | Céphalot | 3 jours | 17 avril 63 | 3600 | — | Bon | Sans cerveau |
| 85 | Super | Rachit | .. | 1 | Labor? | mort | Régul | 9 Xbre 64 | Somm | ? | — | Céphalot | 48 | 19 7bre 63 | 3220 | — | Bon | Sans cerveau |
| 85 | Super | Rachit | .. | .. | .. | .. | Régul | 30 Janv 65 | Somm | ? | — | Céphalot | 46 | 16 9bre 63 | 4150 | Gangrène utérine | Mort | Sans cerveau |
| 81 | Super | Rachit | .. | 1 | Labor | mort | Régul | ? | Somm | ? | — | Céphalot | 5 jours | 13 Janv 32 | 3100 | — | Bon | |
| 80 | Super | Rachit | 2 | 1 | Labor | vivant | Régul | 14 8bre 53 | Somm | ? | Procidence du bras | Céphalot | 65 | 20 Juill 54 | 3300 | — | Bon | |
| 80 | Super | Rachit | .. | .. | .. | .. | Régul | 20 février 54 | Somm | Gauche trans | — | Forceps | 23 | 17 9bre 54 | 2300 | — | Bon | |
| 80 | Super | Rachit | 2 | .. | Spont | mort | Régul | 14 8bre 54 | Somm | Gauche ant | — | Céphalot | 22 | 27 Juill 55 | 3200 | — | Bon | Sans cerveau |
| 80 | Super | Rachit | .. | .. | .. | .. | Régul | 3 août 55 | Somm | Gauche post | — | Céphal. dipité | 51 1/2 | 20 mai 56 | — | Mort | Enfant macéré |
| 80 | Super | Rachit | .. | .. | .. | .. | Régul | 2 avril 57 | Somm | ? | — | Céphalot | 7 jours | 6 mars 58 | 2500 | — | Bon | Sans cerveau |
| 80 | Super | Rachit | .. | 6 | ? | ? | Régul | 7 8bre 62 | Somm | " | — | Céphalot | 45 3/10 | 22 Juill 63 | 3700 | — | Bon | Sans cerveau |
| 80 | Super | Rachit | 2 | 1 | Céphal? & acc. prov | ? | Régul | 23 mars 63 | Siège | — | Procidence du cordon | Céphalot | 30 | 30 8bre 63 | 2430 | — | Bon | Sans cerveau |
| 80 | Super | Rachit | .. | 2 | Labor | mort | Régul | 24 Janv 66 | Somm | Droite post | — | Céphalot | 36 1/2 | 31 8bre 66 | 4008 | — | Bon | Sans cerveau |
| 80 | Super | Rachit | .. | .. | .. | .. | Régul | février 66 | Somm | Gauche trans | — | Céphalot | 27 3/4 | 1 1/2 9bre 66 | 2400 | Péritonite-gangr. | Mort | Sans cerveau |
| 77 | Super | Rachit | 0 | .. | Spont | mort | Régul | fin Xbre 64 | Siège | Gauche ant | Rupture du vagin | Céphalot | 23 | 4 8bre 65 | 3840 | Métro-péritonite | Mort | Sans cerveau |
| 75 | Super | Rachit | 1 | .. | Spont | mort | Régul | 23 8bre 53 | Somm | Gauche ant | — | Céphalot | 47 | 20 Juill 54 | 2900 | — | Bon | Sans cerveau |
| 75 | Super | Rachit | .. | .. | .. | .. | Régul | mai 56 | Somm | Gauche ant | Procidence du bras | Céphalot | 56 | 3 février 57 | 2250 | — | Bon | |
| 75 | Super | Rachit | .. | .. | .. | .. | Irrégul | 30 août 57 | Somm | ? | — | Céphalot | 18 | 2 Juill 58 | 3050 | — | Bon | Sans cerveau |
| 75 | Super | Rachit | .. | .. | .. | .. | Régul | 30 Juill 58 | Somm | ? | — | Céphalot | 55 | 26 avril 59 | 2480 | — | Bon | Sans cerveau |
| 75 | Super | Rachit | .. | .. | .. | .. | Régul | ? | Somm | Gauche ant | — | Céphal. dipité | ? | 30 Juin 59 | 3200 | — | Bon | Débridement du col |
| 75 | Super | Rachit | .. | 2 | Forceps | mort | Régul | ? | Somm | ? | — | Céphalot | ? | 11 Janv 60 | 3550 | — | Bon | |
| 75 | Super | Rachit | .. | 2 | Spont | ? | Régul | ? | Face | Droite post | — | Céphalot | ? | 26 Juin 60 | 4500 | — | Bon | |
| 75 | Super | Rachit | .. | 1 | Spont | ? | Régul | ? | Somm | Gauche ant | — | Céphalot | 8 h | 16 Juill 60 | 3200 | — | Bon | Sans cerveau |
| 75 | Super | Rachit | 1 | .. | Spont | mort | Régul | 18 février 60 | Somm | ? | Procidence du cordon | Céphalot | 34 | 23 9bre 60 | 2550 | — | Bon | Sans cerveau |
| 75 | Super | Rachit | .. | .. | .. | .. | Régul | 8 mai 60 | Somm | Droite post | — | Céphalot | ? | 17 mars 61 | 2480 | fièvre puerpérale | Mort | Sans cerveau |
| 75 | Super | Rachit | .. | .. | .. | .. | Régul | 23 Juill 60 | Somm | Droite trans | — | Céphalot | 78 | 17 mai 61 | 3100 | — | Bon | Sans cerveau |
| 75 | Super | Rachit | .. | .. | .. | .. | Régul | ? | Somm | ? | — | Céphalot | ? | 10 9bre 62 | — | — | Mort | |
| 75 | Super | Rachit | .. | .. | .. | .. | Régul | 13 9bre 62 | Somm | " | — | Céphalot | 22 | 12 août 63 | 2680 | — | Bon | Sans cerveau |
| 75 | Super | Rachit | .. | .. | .. | .. | Régul | avril 63 | Somm | Gauche ant | — | Céphalot | 48 | 2 février 64 | 2700 | Métro-péritonite | Bon | Sans cerveau |
| 75 | Super | Rachit | .. | .. | .. | .. | Régul | ? | Somm | ? | Perforation de la mat. | Céphalot | 36 | 10 février 65 | 2300 | — | Mort | Rapporté de la ville après 72 h [...] |
| 75 | Super | Rachit | .. | 1 | Spont | mort | Régul | 14 mars 65 | Face | Droite post | Ampl. & compl. du périnée | Céphalot | 4 jours | 6 Xbre 65 | 3290 | Péritonite, Phlegmon gangrène | Mort | Sans cerveau |
| 75 | Super | Rachit | .. | .. | .. | .. | Régul | 26 mai 65 | Somm | ? | Procidence du cordon | Céphalot | 15 3/4 | 17 février 66 | 2700 | — | Bon | Sans cerveau |

| Rétrécissements pelviens | | | Accouchements précédents | | | | État menstruel | Dernières Règles | Présentation | Position | Complications | Dernier Accouchement | | | | | | Observations |
| Degré | Siège | Cause | A terme | Avant terme | Mode | Enfant | | | | | | Intervention | Durée du travail | Date de l'accouchement | Poids de l'Enfant | Suites de Couches | État de la mère | |
|---|---|---|---|---|---|---|---|---|---|---|---|---|---|---|---|---|---|---|
| 70 | Supérieur | Rachitisme | ... | 1 | Céphalot | Mort | Régulier | ? | Somm | Gauche post | — | Céphalot | 17 ½ | 13 Xbre 57 | 3350 | Métro-péritonite | Bon | — |
| 70 | Super | Rachit | .. | ... | | | Régul | 25 Xbre 54 | Somm | ? | — | Forceps inipié | 4½ | 2 8bre 55 | 3470 | | Bon | Sortie malade |
| 70 | Super | Rachit | ... | ... | | | Irégul | avril 57 | Somm | Gauche ant | — | Céphalot | 38 | 10 Janv 58 | 2850 | | Bon | Sans cerveau |
| 70 | Super | Rachit | ... | ... | | | Régul | 5 Juillet 51 | Somm | ? | — | Céphalot | 58 | 31 mars 59 | 1850 | | Bon | Sans cerveau |
| 70 | Super | Rachit | ... | ... | | | Régul | ? | Somm | ? | — | Céphalot | ? | 4 avril 59 | ? | | Mort | Morte sans être accouchée. Appⁿ de la vie... |
| 70 | Super | Rachit | ... | ... | | | Régul | 16 Xbre 59 | Somm | ? | Eclampsie Procid du cord | Céphalot | 2j ½ | 18 août 60 | 2950 | | Bon | Sans cerveau. |
| 70 | Super | Rachit | ... | 1 | Céphalot | Mort | Régul | ? | Somm | Gauche ant | Rupture utérine | Céphalot | 7j | 2 9bre 60 | 2800 | | Mort | Sans cerveau. Débridemⁿ du col. |
| 70 | Super | Rachit | ... | ... | | | Régul | 15 Janv 63 | Somm | Gauche trav | — | Forceps | 13h ½ | 27 8bre 62 | 2430 | | Bon | Sans cerveau. |
| 70 | Super | Rachit | ... | ... | | | Régul | Janv 63 | Somm | ? | — | Céphalot | 48 | 24 8bre 63 | 2120 | | Mort | Sans cerveau. Débrid.t du col |
| 70 | Super | Rachit | ... | ... | | | Régul | ? | Somm | Gauche ant | Clamp Procid du cord | Céphalot | 41 | 1 février 65 | 2930 | | Bon | Sans cerveau |
| 70 | Super | Rachit | ... | ... | | | Régul | Janv 65 | Somm | Droite post | — | Craniotripseur | 46 | 8 9bre 65 | 2620 | | Bon | Sans cerveau |
| 70 | Super | Rachit | 1 | 1 | ? | Mort | Régul | Mars 65 | Somm | ? | Hémorrhagie | Céphalot | 21 ½ | 8 Janv 66 | 2940 | Gangr. part vulv. | Bon | Sans cerveau |
| 70 | Super | Rachit | 2 | 1 | Céphalot/spontané | Mort | Régul | 23 août 65 | Somm | ? | — | Céphalot | 24 | 1 Juin 66 | 2300 | | Bon | Sans cerveau |
| 70 | Super | Rachit | 1 | ... | spontané | Mort | Régul | ? | Somm | Gauche ant | Procidence du cordon | Céphalot | 20 | 6 7bre 66 | 2400 | | Bon | Sans cerveau |
| 70 | Super | Rachit | ... | ... | | | Régul | 15 août 67 | Somm | Droite post | — | Céphalot | 16 ½ | 3 Juin 68 | 3290 | | Bon | Sans cerveau |
| 68 | Super | Rachit | ... | ... | | | Régul | 28 mai 67 | Somm | ? | — | Céphalot | 33 ¾ | 13 mars 68 | — | | Mort | Apportée de la ville avec une perforation de matrice par l'introduction du céphalotribe. |
| 67 | Super | Rachit | ... | ... | | | Régul | 26 Juillet 53 | Somm | ? | — | Céphalot | 30 | 21 avril 54 | 2000 | | Bon | Sans cerveau |
| 66 | Super | Rachit | ... | ... | | | Régul | 24 avril 58 | Somm | ? | — | Céphalot | 4 jours | 3 février 59 | 2800 | | Bon | Sans cerveau |
| 65 | Super | Rachit | ... | ... | | | Régul | 13 août 54 | Somm | Gauche ant | — | Céphalot | 3 jours | 6 Juin 55 | 2120 | | Bon | Sans cerveau. Sortie malade |
| 65 | Super | Rachit | ... | 1 | Céphalot | Mort | Régul | 15 8bre 54 | Siège | — | — | Céphalot | 31h ½ | 20 Juillet 55 | — | | Bon | — |
| 65 | Super | Rachit | ... | ... | | | Régul | 16 février 57 | Somm | ? | — | Céphal répété | 52 | 16 9bre 57 | — | | Mort | — |
| 65 | Super | Rachit | ... | ... | | | Irégul | 21 Xbre 57 | Somm | Gauche ant | — | Céphalot | 20 | 16 9bre 58 | 2870 | | Bon | Sans cerveau |
| 65 | Super | Rachit | ... | 1 | Torbor | Mort | Régul | 13 mars 58 | Somm | Gauche ant | — | Céphalot | 20 | 8 Janv 59 | 2700 | | Bon | Sans cerveau |
| 65 | Super | Rachit | ... | ... | | | Régul | 10 février 57 | Somm | ? | — | Céphalot | 51 | 16 9bre 57 | — | | Bon | — |
| 65 | Super | Rachit | ... | ... | | | Régul | 12 février 60 | Somm | ? | — | Céphalot | 70 | 12 9bre 60 | 4500 | | Mort | — |
| 63 | Super | Rachit | ... | 1 | Céphalot | Mort | Régul | 22 mai 60 | Somm | ? | — | Céphalot | 20 ½ | 21 mars 61 | 3650 | fièvre puerpérale | Mort | — |
| 63 | Super | Rachit | ... | 1 | Laborieux | Mort | Régul | ? | Somm | Gauche ant | — | Céphal répété | 80 | 21 Juin 62 | 2900 | | Mort | Sans cerveau |
| 63 | Super | Rachit | ... | ... | | | Régul | ? | Somm | ? | — | Céphalot | 47 | 26 mars 64 | 2170 | | Mort | Sans cerveau |
| 63 | Super | Rachit | ... | ... | | | Régul | ? | Somm | ? | — | Céphalot | 29 | 16 août 66 | 2400 | | Mort | Sans cerveau |
| 63 | Super | Rachit | ... | ... | | | Régul | fin février 67 | Somm | ? | — | Céphalot | 77 | 12 Xbre 67 | 2940 | | Mort | Sans cerveau |
| 65 | Super | Rachit | ... | ... | | | Régul | ? | Somm | ? | Procidence du cordon | Céphalot | 42 | 3 août 68 | 2320 | | Mort | Sans cerveau |
| 62 | Super | Rachit | ... | ... | | | Régul | 2 8bre 62 | Somm | ? | — | Céphalot | 30 ⁴⁄₁₀ | 3 août 63 | 3070 | | Mort | Sans cerveau |
| 60 | Super | Rachit | 1 | | Spontanée | Mort | Régul | ? | Somm | ? | — | Céphalot | ? | 12 avril 57 | — | | Mort | — |
| 60 | Super | Rachit | ... | ... | | | Régul | 24 9bre 56 | Somm | ? | — | Céphalot | 19 ½ | 17 7bre 57 | 2000 | | Bon | Sans cerveau |
| 60 | Super | Rachit | ... | ... | | | Régul | 22 Juillet 61 | Somm | Gauche ant | — | Céphalot | 45 | 23 mai 62 | 2100 | | Bon | Sans cerveau |
| 55 | Super | Rachit | ... | 1 | Céphalot | Mort | Régul | 6 mai 58 | Siège | — | — | Céphalot | 15 | 17 février 59 | 2650 | | Bon | Sans cerveau |

| Degré | Siège | Cause | Avant terme | À terme | Mode | Enfant | État menstruel | Dernières Règles | Présentation | Position | Complications | Intervention | Durée ou travail | Date de l'accouchement | Poids de l'enfant | Suites de Couches | État de la mère | Observations |
|---|---|---|---|---|---|---|---|---|---|---|---|---|---|---|---|---|---|---|
| 55 | Supérieur | Rachitisme | ... | ... | ... | ... | Régulier | ? | Sommet | ? | — | Céphal. répété | 9 | Mars 60 | 3250 | — | Bon | Sans cerveau |
| 55 | Super. | Rachit. | ... | ... | ... | ... | Régul | 10 août 59 | Somm | ? | — | Céphalot. | 36 | 22 mai 60 | 2400 | — | Bon | Sans cerveau |
| ? | Super. | Rachit. | ... | 1 | Céphalot. | Mort | Irrégul | 8 août 51 | Somm | ? | — | Céphalot. | 54 | 23 mai 52 | 3200 | — | Bon | |
| ? | Super. | Rachit. | ... | 1 | Forceps | Mort | Régul. | 10 mai 55 | Somm | Gauche ant. | Bride fibreuse circulaire du col. | Forceps | 20 | 9 mars 56 | — | — | Bon | |
| ? | Super. | Rachit. | 5 | 2 | Spontan | 2 vivants | Régul | 15 9bre 55 | Somm | ? | — | Céphalot. | 21 | 22 août 56 | 3500 | — | Bon | Sans cerveau. Apportée de la ville. Céphalotripsie sans succès. |
| ? | Super. | Rachit. | ... | ... | ... | ... | Régul | ? | Somm | Gauche ant. | Procidence du cordon | Céphalot. | ? | 22 Juin 57 | 4000 | — | Mort | Sans cerveau |
| ? | Super. | Rachit. | ... | ... | ... | ... | Irrégul | août 56 | Face | Gauche ant | — | Forceps répété | 44 | 4 Juill. 57 | 3150 | — | Bon | Sans cerveau |
| ? | Super. | Rachit. | ... | ... | ... | ... | Régul | 16 Janv. 57 | Somm | Gauche ant | — | Forceps | 39 h | 8 9bre 57 | — | — | Bon | |
| ? | Super. | Rachit. | ... | ... | ... | ... | Irrégul | février 57 | Somm | Gauche ant | — | Céphalot | 39 | 1 Janv. 58 | 2900 | — | Mort | Sans cerveau |
| ? | Super. | Rachit. | ... | ... | ... | ... | Régul. | 8 8bre 57 | Somm | ? | — | Croiset forceps | 67 | 25 Juill. 58 | 2650 | — | Bon | Sans cerveau |
| ? | Excavation | Tumeur | ... | 3 | ? | ? | Régul | 18 Xbre 57 | Somm | Gauche ant. | — | Forceps | 14 h | 15 7bre 58 | — | — | Bon | Tumeur annexée au col sur la lèvre postérieure de l'utérus. |
| ? | Super. | Rachit. | ... | ... | ... | ... | Régul | 18 Xbre 58 | Somm | ? | Procidence du cordon | Céphalot | 66 | 12 8bre 59 | 2100 | — | Bon | Sans cerveau. |
| ? | Super. | Rachit. | 3 | 4 | Spontan | ? | Régul | ? | Somm | ? | Procidence du cordon | Céphalot | 19 | 19 Juin 61 | 2830 | — | Mort | Sans cerveau |
| ? | Super. | Rachit. | ... | 4 | ? | ? | Régul. | 10 8bre 60 | Face | Droite post. | — | Céphalot. | 27 | 31 Juill. 61 | 3450 | — | Bon | Sans cerveau |
| ? | Super. | Rachit. | 1 | 1 | 2 Labor. | ? | Régul | Xbre 60 | Somm | Droite trans. | Procidence du cordon | Céphalot. | 34 | 28 août 61 | 2550 | — | Bon | Sans cerveau |
| ? | Super. | Rachit. | ... | ... | ... | ... | Régul | 31 mai 61 | Somm | Gauche trans. | — | Céphalot | 5j h | 14 mars 62 | 2780 | — | Bon | Sans cerveau |
| ? | Super. | Rachit. | ... | 2 | Spontan | ? | Régul | avril 64 | Somm | Gauche an. | — | Céphalot. | 27 h | 5 février 65 | 4750 | Gangrène utérine / Péritonite généralisée | Mort | Sans cerveau |
| ? | Super. | Rachit. | ... | ... | ... | ... | Régul. | ? | Somm | ? | Procidence du bras | Céphalot. | 4 jours | 4 avril 65 | 2650 | — | Bon | Sans cerveau |

la mort sans que nous ayons lieu de nous appesantir plus long-temps sur ce sujet.

Ce que nous avons dit pour la première section s'applique éga-lement à la seconde; la céphalotripsie est en quelque sorte la der-nière chance de salut, lorsque les moyens plus doux n'ont pu réussir. Il est facile de comprendre que ce n'est guère qu'à la der-nière extrémité que l'on se résout à sacrifier l'enfant; aussi, en comparant les résultats de mortalité, voyons-nous que le forceps et la céphalotripsie donnent des résultats bien tranchés. Pour le premier procédé, nous avons en effet 23, 5 pour 100, et par le deuxième 27, 53 pour 100 de mortalité. Comme dans les deux cas, nous devons admettre qu'on a attendu l'accouchement spontané, on peut, sans hésiter, affirmer que l'on a augmenté de 4 pour 100 la mortalité des mères. Est-ce à l'opération en elle-même que l'on doit attribuer cette augmentation? Je crois que la chose est assez complexe, et que si l'opération peut y être pour quelque chose, la longueur du travail doit être prise en considération. Nous trouvons en effet pour le forceps une durée moyenne de trente-sept heures vingt minutes, tandis que pour la céphalotripsie on a cinquante et une heures quinze minutes.

La troisième section ne comprend que 3 cas; mais ils ont été très-favorables pour les mères qui sont sorties toutes bien portan-tes. Si nous mettons en regard les résultats de la céphalotripsie et de l'opération césarienne, sans entrer dans de plus grandes considé-rations; il semblerait que cette deuxième opération devrait toujours être rejetée; en effet on ne peut hésister entre la vie de la mère et celle de l'enfant lorsque l'une des deux doit être sacrifiée, mais est-il toujours possible de choisir? Je ne le crois pas, car il y a des cas où il n'est même pas possible d'introduire l'instrument, comme dans notre premier exemple du tableau de l'opération césarienne. Mais, en présence de semblables résultats, on ne saurait hésiter et chaque fois que la céphalotripsie sera possible, je suis d'avis de s'adresser à cette opération.

Je ferai remarquer que, dans les trois cas de cette section, l'an-gustie pelvienne était assez prononcée pour que l'on ne pût compter sur une terminaison spontanée ou par le forceps, et par conséquent les femmes n'ont pas eu à supporter les chances de mortalité fournies par ces deux moyens; aussi voyons-nous que le travail a été assez court (vingt-cinq heures trente minutes) suffisant pour permettre l'introduction des instruments dans l'orifice utérin qui ne pouvait se dilater que par les seuls efforts des contractions utérines.

§ 7. *Terminaison par l'opération césarienne.*

Quatre exemples forment ce tableau : tous compris dans la troisième section, c'est-à-dire se rapportant à des bassins dont le diamètre antéro-postérieur mesure moins de 6 centimètres d'étendue.

 4 femmes opérées : 4 femmes mortes, 4 enfants vivants, 100 p. 100 de mortalité des mères, 100 p. 100 en faveur des enfants. Peut-on se baser sur un aussi petit nombre de faits? Je ne le pense pas : les conditions dans lesquelles l'opération a été tentée à Paris et dans un hôpital, sont trop malheureuses pour que l'on puisse en tirer quelque conclusion. Pouvait-on s'adresser à un autre mode de terminaison? La céphalotripsie répétée, par exemple, vantée par M. le professeur Pajot? Je renvoie au chapitre des indications pour résoudre cette question.

Faisons remarquer que, sur ces 4 cas, 3 se rapportent à des rachitiques, primipares par conséquent. Un seul à une femme ostéomalacique, déjà accouchée 4 fois spontanément.

| Rétrécissements | | | Accouchements précéd⁹ | | | | | Dernier — Accouchements | | | | | | | | | | | | | | |
|---|---|---|---|---|---|---|---|---|---|---|---|---|---|---|---|---|---|---|---|---|---|---|
| | | | | | Terminaison | | | | | | | Durée du travail | Date de l'accouchement | Poids de l'Enfant | État de l'Enfant | | Diamètre de la tête de l'Enfant | | | | Suites de Couches | État de la mère |
| Degré | Siège | Cause | Naturans | A terme | Mode | Enfant | chute menstruel | Dernières Règles | Circonstances | Position | Complications | | | | Naissance | sortie de l'utérus | OF | OM | BP | SB | | |
| 55 | Supérieur | Ostéomalacie | ... | 5 | Spontané | Vivant | Régulier | ? | ? | ? | — | 72 heures | 25 août 68 | 2940 | vivant | vivant | 12½ | 13½ | 10 | 10½ | Gangrène des parties opérées | Morte |
| 60 | Super. | Rachitisme | ... | ... | ... | ... | Régul | Juin 1856 | ? | ? | — | 24 h. | 30 mars 57 | 2350 | vivant | vivant | 10 | 11 | 9 | 9 | Périt. généralisée | Morte |
| 50 | Super. | Rachit. | ... | ... | ... | ... | Régul | Ce Xbre 62 | Soumis | ? | — | 20 h. | 5 8bre 63 | 2650 | vivant | vivant | 11½ | 12½ | 9½ | 10 | Périt. généralisée | Morte |
| 50 | Super. | Rachit. | ... | ... | ... | ... | Régul | Août 63 | Soumis | Gauche ant. | — | 15 h. | 2 Juin 64 | 3250 | vivant | vivant | 12½ | 13½ | 9½ | 10 | Périt. généralisée | Morte |

Observations.

## RÉSUMÉ GÉNÉRAL DE TOUS LES TABLEAUX.

Le nombre total de nos observations est de 414. Mais le degré du rétrécissement du bassin n'a été indiqué que pour 358 d'entre eux. On peut les réunir dans les diverses sections que nous avons admises de cette façon :

1º Bassin mesurant 19 centimètres et plus dans leur diamètre antéro-postérieur.

```
25 cas term. spontaném., ayant donné 20 enfants viv. et 1 femme morte.
12  »   —   par la version........   4    —    4    —
17  »   —   par le forceps........  13    —    5    —
 1  »   —   par la crâniotomie...    »    —    »    —
 2  »   —   par l'accouch. prémat.   2    —    »    —
 2  »   —   par la céphalotripsie..  »    —    1    —
───                               ───       ───
 59                                39         11
```

2° Bassins mesurant moins de 9 centimètres et plus de 6 centimètres, section pouvant se subdiviser en bassins mesurant moins de 9 centimètres et plus de 7 centimètres et demi, et bassins compris entre 7 et demi et 6 centimètres.

```
45 cas term. spontaném., ayant donné 33 enf. viv. et 3 femmes mortes.
11  »   —   par la version........   2    —    2    —
49  »   —   par le forceps ......   42    —   12    —
 8  »   —   par la crâniotomie ...   »    —    2    —
15  »   —   par l'accouch. prémat.  10    —    3    —
17  »   —   par la céphalotripsie..  »    —    4    —
───                               ───       ───
145                                87         26
```

```
 9 cas term. spontaném., ayant donné 4 enf. viv. et 2 femmes mortes.
 7  »   —   par la version........   »    —    5    —
19  »   —   par le forceps........  10    —    4    —
 1  »   —   par la crâniotomie....   »    —    1    —
23  »   —   par l'accouch. prémat.   9    —    6    —
52  »   —   par la céphalotripsie..  »    —   15    —
───                               ───       ───
111                                23         33
```

3° Bassins mesurant moins de 6 centimètres.

```
 1 cas term. spontaném., ayant donné 1 enfant viv. et 1 femme morte.
 1  »   —   par le forceps........   1    —    »    —
 4  »   —   par l'accouch. prémat..  »    —    2    —
 3  »   —   par la céphalotripsie..  »    —    »    —
 4  »   —   par l'opérat. césarienne. 4   —    4    —
───                                 ───       ───
 13                                  6         7
```

On peut voir par ce résumé que c'est dans la 2ᵉ catégorie de la 2ᵉ section que se trouvent le plus grand nombre de bassins viciés, c'est-à-dire dans la limite comprise entre 9 et 7 centimètres et demi.

Nous trouvons dans les différentes sections les résultats suivants de la mortalité des mères et des chances de vitalité des enfants, Ainsi, dans la 1<sup>re</sup> section, on a obtenu 83,5 p. 100 d'enfants vivants et on a perdu 18,64 p. 100 de femmes en couches.

Dans la 2<sup>e</sup> section on peut subdiviser en 1<sup>re</sup> catégorie ayant fournie 60 p. 100 d'enfants vivants et 17,93 p. 100 de femmes mortes; en 2<sup>e</sup> catégorie 20,72 p. 100 d'enfants vivants et 29,72 p. 100 de femmes mortes. La 3<sup>e</sup> section a donné 46,15 p. 100 d'enfants vivants et 53,84 p. 100 de femmes morts.

La proportion à ce premier aperçu ne paraît pas bien observée, et on serait tenté de penser qu'il y a erreur de notre part; mais il n'en est rien : les chiffres que nous produisons sont exacts, et, si extraordinaires qu'ils puissent paraître, nous avons été nous-même forcé de les accepter; ajoutons seulement que, malgré le nombre relativement considérable que nous avons recueilli de vices de conformation du bassin, lorsque l'on ne considère pas la totalité des résultats, on arrive à des proportions trop minimes pour poser des lois rigoureuses et, pour n'en donner qu'un exemple, il est bien évident que l'on ne peut s'appuyer sur un nombre de faits aussi restreint que celui qui compose notre 3<sup>e</sup> section pour établir d'une manière fixe que, dans les bassins viciés, au-dessous de 6 centimètres, on peut toujours obtenir 46 p. 100 des enfants vivants, mais qu'il faut pour cela perdre 53,84 p. 100 des femmes. Et cependant ces chiffres ont encore leur éloquence, puisqu'ils démontrent que le nombre des femmes mortes est plus considérable que celui des enfants conservés, que, par conséquent, on ne sauve pas toujours l'un des deux êtres; aussi, en considérant les chances de mortalité qui incombent à la première enfance, l'accoucheur doit-il porter tous ses soins à la résolution du problème qui tendrait à diminuer la mortalité des mères, dût-on pour cela sacrifier les enfants ?

Nous ne pouvons terminer cette revue générale sans faire remarquer combien les bassins viciés disposent aux procidences du cordon ou des membres supérieurs. Nous trouvons en effet, sur nos 414 observations : 59 fois cette complication. Lorsque le cordon vient se placer en avant de la partie fœtale, cela peut changer la ligne de conduite de l'accoucheur et l'obliger à terminer un accouchement qui, livré aux seuls soins de la nature, aurait pu aboutir. Cette complication augmente donc non-seulement les chances de mortalité de l'enfant, mais encore les dangers de la mère, puisque la version est une des opérations auxquelles on a recours, et nous avons vu précédemment que les résultats de cette terminaison sont loin d'être favorables.

## Indications à remplir dans les rétrécissements du bassin.

Que convient-il de faire lorsque l'on est en présence d'un bassin vicié : quelle part faut-il laisser à la nature dans l'acte physiologique de l'acouchement; quand, et comment le médecin doit-il intervenir? Telles sont les questions que nous allons essayer de résoudre maintenant. Les indications à suivre dans les vices de conformation du bassin ont fourni à M. le professeur P. Dubois le sujet d'une thèse de concours, traitée d'une façon magistrale. Et si nous nous permettons de revenir sur ce thème déjà fort souvent étudié, c'est que nous pensons que, depuis 1834, la science a fait bien des progrès. Des procédés alors en usage quelques-uns ont été complétement abandonnés, et d'autres nouveaux ont pris leur place; puis il y a de si nombreuses variétés, de si fréquentes anomalies, que beaucoup ont dû les passer sous silence. Nous n'avons pas cependant la prétention d'être complet; pas plus que ceux qui écriront après nous ne le serons; mais nous espérons, en apportant notre faible somme d'expérience, ou mieux en retraçant fidèlement ce que nous avons vu se dérouler sous nos yeux, contribuer à l'édification du mouvement scientifique.

Nous adopterons, à l'exemple des auteurs qui ont écrit avant nous sur ce sujet, de grandes divisions bien nettes, bien tranchées, subdivisées elles-mêmes en plusieurs autres : cela nous exposera peut-être à des répétitions, mais je crois que notre travail y gagnera en lucidité et en exactitude. Ainsi je considérerai d'abord le bassin rétréci par vice de conformation, c'est-à-dire déformé par le rachitisme, l'ostéomalacie, les luxations coxo-fémorales. Et nous renvoyons à ce qui a été dit plus haut pour les conditions qui se rapportent au bassin rétréci par obstruction, c'est-à-dire par la présence d'une tumeur osseuse, fibreuse, d'un kyste ou de toute autre cause qui laisse cependant au canal pelvien lui-même ses dimensions normales.

Dans la première division nous parlerons d'abord des rétrécissements propres au détroit supérieur, puis de ceux qui ne
se présentent qu'au détroit inférieur. Dans les cas où les deux
détroits sont rétrécis en même temps, il n'y a pas d'indication
spéciale, car l'opération que l'on est obligé de tenter pour venir
en aide à la nature lorsque l'on veut faire franchir à la tête le
premier des deux détroits est toujours la plus grave, le détroit
supérieur, comme nous l'avons vu dans l'étude préalable que
nous avons faite étant toujours le plus déformé.

Dans chacune de ces sections, une distinction que nous comptons également devoir être faite est celle de l'état de l'enfant ;
ses indications se trouvent en effet bien différentes si le fœtus est
mort ou s'il est vivant. Dans le premier cas le médecin n'a plus
qu'une existence à sauvegarder, celle de la mère, dans le second, il faut à la fois ménager les deux êtres, et les ressources
qu'il a à sa disposition devront être employées à cet usage.

*Bassin rétréci par vice de conformation.*

### A. Le rétrécissement siége au détroit supérieur et peut s'étendre au reste du canal pelvien.

Les accoucheurs qui ont abordé la question présente ont
tous cru devoir, pour mieux limiter le sujet, créer des points de
repère suivant le degré de rétrécissement. En effet, la conduite
du médecin ne sera pas la même s'il a affaire à un rétrécissement qui laisse comme passage au fœtus une étendue de 9 centimètres et demi dans la partie la plus étroite à celui qui ne
comporte qu'un espace vide de 5 centimètres. M. Dubois avait
pris comme divisions principales : 1° un rétrécissement n'ayant
pas plus de 3 pouces et six lignes (9 centimètres, 49 ;) 2° rétrécissement compris entre 3 pouces six lignes et 2 pouces six
lignes (six centimètres, 79 ;) 3° rétrécissement de 2 pouces six
lignes au moins. M. Depaul a légèrement modifié ces données,
nous admettrons ses divisions qui sont celles-ci :

1° Le bassin offre au moins 9 centimètres dans son diamètre antéro-postérieur ;

2° Bassin compris entre 6 et 9 centimètres ;

3° Rétrécissements extrêmes. Bassins dans lesquels il n'y a plus que quelques millimètres, ou 6 centimètres au plus entre le pubis et l'angle sacro-vertébral.

Nous verrons chemin faisant les raisons qui ont déterminé M. Depaul a abaisser ainsi les limites tracées par M. le professeur Dubois.

1° Bassin offrant un passage dont la plus petite étendue est au moins de 9 centimètres.

*Si la femme est arrivée au terme de la grossesse, ou près de son terme, l'enfant étant vivant,* le mieux est d'attendre comme si le bassin était bienconformé. Le travail se déclare spontanément, et il faut le suivre avec soin. Tout en laissant une large part aux efforts de la nature, il est bon de surveiller l'état de l'enfant qui peut quelquefois conduire à des indications spéciales. Lorsque le sommet se présente, après un temps plus ou moins long, généralement un peu plus étendu que celui de l'état normal, la tête s'engage et l'accouchement se termine spontanément, on peut être conduit à aider la dilatation en rompant les membranes alors que la dilatation n'est pas tout à fait complète ; mais, il ne faut pas trop se presser de pratiquer cette petite opération, car la tête qui ne s'applique pas exactement sur le détroit supérieur laisse couler la plus grande partie des eaux de l'amnios ; l'enfant est alors pressé par les parois utérines, et le cordon peut être comprimé s'il est placé entre le corps fœtal et la matrice. Pour rompre les membranes, il faut attendre que les efforts naturels se soient exercés pendant un certain temps sans engager la tête. Il est facile de comprendre que la descente du sommet ne s'opère pas facilement ; les frottements sont plus considérables qu'à l'état normal, il faut que la tête se fléchisse complétement avant de s'engager, et les contractions doivent avoir plus d'énergie. Dans la grande majorité

des cas, la matrice l'emporte et l'obstacle est vaincu ; mais ce
sera surtout lorsque, après des contractions bien régulières, l'on
verra la tête rester élevée et en même temps les efforts naturels
se ralentir qu'il sera bon de rompre les membranes pour réveil-
ler en quelque sorte la contractibilité utérine. Si cependant la
terminaison spontanée se fait trop attendre et si même elle ne
semble pas devoir être espérée, il s'agit d'intervenir. Le seul
moyen qu'il convient d'employer est le forceps ; toutefois ce
n'est qu'après avoir laissé un temps suffisant pour permettre la
terminaison naturelle; quand je dis un temps suffisant, j'entends
après avoir dépassé de huit à dix heures environ la moyenne
normale du travail ; une distinction doit cependant être faite en
faveur de l'enfant, lorsque l'auscultation, qu'il est nécessaire de
répéter souvent, surtout après la rupture des membranes, aura
signalé un trouble dans la circulation fœtale, l'intervention sera
dans ce cas nécessaire plus tôt. Il ne faut pas non plus attendre
que la dilatation soit complète pour recourir au forceps, car on
risquerait d'attendre indéfiniment; si la tête ne repose pas sur
l'orifice, la dilatation ne se complétera jamais; mais il suffit que
le col soit suffisamment dilatable. De plus, quand le sommet
saisi par l'instrument aura été amené en contact avec l'orifice
utérin et pressera dessus, l'ouverture s'agrandira au point de ne
plus offrir d'obstacle sérieux, et fût-on même exposé à déchi-
rer légèrement ses bords, le temps est venu d'opérer, dans l'intérêt de la mère qui souffre depuis longtemps, et dans celui de
l'enfant dont la vie est très-exposée; on ne saurait donc différer
davantage. Sur les 414 bassins viciés, nous en avons trouvé 59
qui rentrent dans ce premier chapitre. 25 fois, c'est-à-dire plus
de la moitié, l'accouchement s'est terminé spontanément en donnant 20 enfants vivants, d'un poids moyen de 2,948 grammes ;
5 naquirent morts, un macéré et un du poids de 1,700 grammes
seulement ; deux femmes succombèrent aux suites de couches.
17 fois l'accouchement nécessita l'application du forceps, et l'on
eut 13 enfants vivants.

Ces chiffres sont concluants, puisque 42 accouchements,

dans les conditions de rétrécissement du bassin qui nous occupent, ont donné 33 enfants vivants, en se bornant à l'expectation et à l'emploi du forceps.

Les présentations de l'extrémité pelvienne et de la face, donnent-elles lieu à d'autres indications? Aucune; car la partie fœtale reste souvent si élévée que l'on ne sait au juste à quelle présentation l'on a affaire que lorsque le travail est déjà avancé. L'auscultation seule pourrait guider dans les cas où le pelvis s'avance le premier, mais il n'y a là rien de spécial à faire. Comme dans tous les cas semblables, il faut laisser le siége s'engager, le tronc s'avancer, ce qui se fait sans nulle difficulté, ces parties se réduisant facilement en s'engageant dans le détroit supérieur; il sera seulement nécessaire de hâter la terminaison, car si la vie du fœtus est en danger dans cette période de l'accouchement par le siége dans un bassin normal, à plus forte raison l'existence de l'enfant est-elle bien compromise dans un bassin rétréci. Le précepte de M. Depaul, dans les bassins bien conformés, ne doit pas être négligé, et l'on devra donner à la malade la dose de seigle ergoté ordinaire, c'est-à-dire 2 grammes en trois doses à dix minutes d'intervalle. Quelques tractions seront faites également pour hâter la délivrance. Malheureusement, dans ces cas, il est bien rare que l'on obtienne un enfant vivant; toutefois, dans les tableaux de la terminaison spontanée, on peut voir que deux fois le pelvis s'est présenté et que l'accouchement s'est terminé par la naissance de deux enfants vivants, il est vrai peu volumineux, car ils pesaient, le premier 2,190, et le second 1,625 grammes.

M. Depaul pense que l'on devrait tenter la version céphalique. Mais pour qu'une semblable opération réussisse, il faut admettre que l'enfant nage dans une certaine quantité d'eau, et de plus, qu'il soit petit relativement. S'il en est ainsi, pourquoi chercher une chose le plus souvent impossible, puisque l'on a affaire à un fœtus dont les dimensions sont moindres que celles de l'état normal, et qui doit nécessairement passer dans un bas-

sin de 9 centimètres, que des enfants d'un volume ordinaire peuvent traverser ?

La présentation de la face ne fournira pas non plus d'indication spéciale, je dirai également que la face ne sera parfaitement reconnue que lorsque le travail sera déjà avancé, et l'on
n'aura même pas l'auscultation comme moyen antérieur de
diagnostic; du reste, il n'est pas nécessaire d'être averti à l'a-
vance; les choses se passeront ordinairement comme dans la
présentation du sommet, avec un peu plus de lenteur cependant, lorsque la terminaison devra être spontanée. M. Dubois
fait remarquer que la tête défléchie parcourra encore plus difficilement un bassin rétréci, même légèrement, qu'un bassin
normal, et que cela peut occasionner la mort de l'enfant avant
sa naissance ou l'intervention à cause de la lenteur du travail.
Si l'on est obligé d'intervenir, il faudra songer qu'aux inconvénients des applications du forceps, dans les présentations de la
face, se joignent les dangers résultant de l'angustie pelvienne.
Aussi est-il très-rare d'arriver à un bon résultat. Dans mes relevés, ce fait ne s'est présenté qu'une fois et a donné lieu à une
application de forceps qui a fait naître un enfant vivant d'un
volume très-raisonnable, puisqu'il pesait 3,270 grammes.

Que doit-on faire de plus si l'enfant se présente par l'épaule?
De toutes les présentations dans un bassin rétréci, celle de l'é-
paule est la plus fâcheuse. Dans ces cas assurément, la version
céphalique rendrait de grands services, et l'on doit la tenter avant
la rupture des membranes et même essayer cette manœuvre après
l'écoulement du liquide amniotique, si l'on n'a pu le faire auparavant. M. Dubois cite dans sa thèse de concours deux observations où les tentatives dans ce sens ont été couronnées de
succès. Mais combien de fois échoue-t-on dans un semblable
procédé? Comme nous le disions plus haut, pour réussir, il faut
que le fœtus soit assez mobile dans son œuf, c'est-à-dire que
l'eau de l'amnios soit en assez grande quantité et le fœtus relativement petit, pour se mouvoir assez facilement. Quand on
opère dans de telles conditions, sitôt que la tête est ramenée

au détroit supérieur, on rompt les membranes espérant que l'utérus, en s'appliquant sur l'enfant engagera la tête dans le détroit et l'y maintiendra. Or, nous avons affaire à une angustie pelvienne, et nous savons que l'engagement ne peut se faire tout d'un coup, mais petit à petit, par les efforts incessants de l'utérus; aussi le plus souvent verra-t-on la tête glisser de nouveau et reprendre sa place première dans une des fosses iliaques; il faudrait qu'un aide maintînt les choses dans l'état où on les a ramenées pour donner le temps à l'opérateur de saisir la tête avec le forceps et de l'entraîner. Pour cela il est nécessaire que la dilatation soit à peu près complète et l'on n'a pas dû attendre ce moment pour tenter la version céphalique. Aussi dirai-je que ce procédé, excellent en théorie, est presque impossible en pratique dans le cas qui nous occupe, il faut trop de conditions spéciales réunies pour arriver au succès, et quoiqu'il soit bon de faire ses efforts pour l'obtenir, il serait imprudent d'y compter. Cependant on trouvera dans nos tableaux un cas de réussite.

Dans les présentations de l'épaule, il faudra donc le plus généralement avoir recours à la version pelvienne, opération rendue plus difficile par le rétrécissement du bassin. L'opérateur est en effet moins à l'aise pour glisser sa main dans l'utérus, et cependant il faut y parvenir; mais après avoir ramené un pied à l'extérieur et attiré tout le tronc, il rencontrera tous les inconvénients que nous avons signalés pour les présentations de l'extrémité pelvienne.

Et encore, ajouterai-je, que l'on doit s'estimer très-heureux d'en être quitte à si bon compte. Nous avons pu voir, pendant notre externat, des femmes que l'on avait en ville laissées sans secours aucun, par une incurie malheureuse; elles entraient à l'hôpital à la suite d'un travail déjà long; l'eau de l'amnios écoulée presque complétement et l'utérus était alors appliqué exactement sur l'enfant, faisant obstacle à tous les mouvements de rotation qu'on eût voulu imprimer au fœtus, et souvent même ne permettant pas à l'opérateur d'introduire la main; je dois ajouter que les enfants étaient alors presque toujours morts, et s'il s'en trouvait qui donnassent encore quelques signes de vie, on put, en les considérant comme perdus, avoir recours à l'embryotomie.

On trouvera dans mes relevés 10 cas dans lesquels la version a été opérée pour des présentations de l'épaule. Une fois dans une présentation du sommet avec procidence du cordon une fois également pour un sommet avec un bras. On n'a obtenu que 4 enfants vivants, ce qui montre toute la gravité du pronostic en pareil cas, et 4 femmes succombèrent aux suites de couches.

*Lorsque l'enfant est mort au moment de l'intervention*, la conduite du médecin est notablement modifiée. Mais, pour cela, il faut être bien sûr de la mort du fœtus. Il y a quelques jours encore, une femme enceinte à la Clinique, et malade, nécessitait quelques soins ; M. Depaul craignait néanmoins de faire l'accouchement avant terme ; mais, pour cela, il voulait être sûr de l'état de l'enfant et, s'il vivait, retarder le plus possible son intervention pour donner au fœtus des chances plus grandes de viabilité. Deux personnes fort habiles cherchèrent les battements du cœur, et, ne les entendant pas, déclarèrent que l'enfant était mort. M. Depaul ausculta le lendemain pour s'assurer avant de rien faire, et il reconnut manifestement les battements du cœur. L'enfant vivait donc, il différa son opération.

Ces cas sont fréquents, et je suis bien persuadé qu'on avait mis tout le soin possible dans l'auscultation première. Les personnes qui l'avaient pratiquée sont assez expérimentées pour qu'on ne puisse accuser leur impéritie ; mais souvent il arrive que le fœtus prend une position qui masque complétement les battements, et que le lendemain, la position étant changée, on entend parfaitement ce qui la veille avait passé inaperçu ; ce qui prouve qu'il faut pratiquer l'auscultation à plusieurs reprises. Un enfant sera mort lorsque l'auscultation pratiquée dès le début du travail aura permis d'entendre d'abord des battements nets, bien distincts, et que peu à peu on aura reconnu un ralentissement, qu'ils se seront éteints; l'issue du méconium confirmera enfin le diagnostic. L'enfant sera mort chez une femme qui n'aura pas été examinée préalablement lorsque la rupture de la poche des eaux laissera s'écouler un liquide rougeâtre qui indique toujours la macération, ou bien lorsque les membranes rompues depuis longtemps, l'auscultation ne fournit pas de résultats et qu'il s'échappe des gaz fétides par le vagin, indice d'un certain degré de putréfaction.

Dans le degré de rétrécissement qui nous occupe, l'état de vie ou de mort de l'enfant changera peu les indications que j'ai déjà données. Ainsi, que faire de plus dans les présentations du sommet que d'attendre? Si l'enfant est mort depuis longtemps, la tête est plus réductible et l'engagement se fera plus facilement; si, au contraire, il a succombé au début du travail, à un moment où il n'était possible de rien faire pour lui sans mettre la mère en danger, peut-être pourra-t-on, si l'on rencontre trop de difficultés dans l'application du forceps, percer le crâne. Mais il faut être bien sûr de la mort de l'enfant. J'ajouterai qu'on n'aura nul besoin de retirer son forceps, et que ce sera dans les mors même de l'instrument que la crâniotomie pourra se pratiquer.

On trouvera un cas semblable dans nos tableaux. La mort de l'enfant était indiquée par le cordon, qui faisait procidence. Il peut même arriver que la crâniotomie soit insuffisante, et que la céphalotripsie devienne nécessaire. La chose s'est présentée deux fois dans mes relevés. La première céphalotripsie fut pratiquée sans application préalable de forceps. L'enfant était mort depuis longtemps, mais non macéré. Le travail avait été très-long, et la malade venait de la ville dans un état très-mauvais, ayant subi de nombreuses tentatives d'accouchement, on n'avait donc rien à ménager. La deuxième fut faite sur un enfant mort pendant le travail, et dont le poids ne dépassait pas le volume normal (3,600).

Dans la présentation du siége, les choses se passeront comme précédemment, mais là on aura le cordon ombilica

pour guider le diagnostic de l'état du fœtus, et si l'enfant,
reconnu mort, quelque difficulté se présente à l'extraction de la
tête, il ne faut pas hésiter à en diminuer le volume par une
perforation crânienne. Les présentations de la face ne nous
présentent rien de spécial, et celles du tronc devront être con-
duites, comme nous l'avons dit plus haut. On se dispensera seulement de toute tentative de version céphalique et la version
pelvienne sera seule pratiquée. Je n'ai pas besoin d'ajouter
qu'on fera à la suite comme dans une présentation du pelvis,
et que si la version podalique semble présenter, pour la mère,
de trop grands dangers, on pourra sans crainte diminuer le
volume du fœtus par une embryotomie partielle ou générale.
En résumé, il ne faut pas perdre de vue ce grand principe :
l'accoucheur est tenu de ménager, autant que possible, les
deux existences qu'il a entre les mains, et que, si l'un des sujets vient à succomber, il doit reporter toute sa sollicitude, tous
ses soins sur l'autre.

*Si la femme vient demander les soins plusieurs mois avant
le terme de la grossesse,* doit-on tenir une conduite autre que
celle que nous venons d'exposer ?

Il n'y a pas lieu ici de faire de distinction suivant la présentation, les moyens dont nous avons à traiter devant être surtout préventifs ; cependant, si l'on était sûr d'avoir affaire à
une présentation de l'épaule, par exemple, peut-être serait-il
sage de modifier la ligne de conduite. Nous allons nous expliquer à ce sujet.

Lorsque la femme qui se présente avec un bassin vicié ayant
au moins 9 centimètres dans son diamètre antéro-postérieur
est primipare, la règle veut que l'on attende le terme de la
grossesse. Les raisons sont celles-ci : que, si l'enfant présente
quelques difficultés pour son expulsion, une application de
forceps suffirait pour aider la nature. On calcule également
que la tête se présentant dans la majorité des cas, le forceps est à la disposition de l'accoucheur, en cas de besoin.

Si, au contraire, la femme a eu d'autres enfants, et surtout si parmi les couches précédentes, il s'en est trouvé de fâcheuses, le médecin ne saurait demeurer simple spectateur. Deux moyens sont en présence : l'un qui consiste à soumettre la femme à un régime débilitant dès la première moitié de sa grossesse, l'autre à provoquer l'accouchement quelques semaines avant le terme. Pour ne pas allonger indéfiniment l'exposé de ces indications, et pour ne pas être obligé de répéter, dans le chapitre suivant, auquel cette discussion s'appliquerait mieux, ce que j'aurais à dire ici, je traiterai à part du parallèle à établir entre ces deux moyens, en indiquant les diverses méthodes pour les employer. Je dois dire ici que, d'une façon générale, je préfère l'accouchement prématuré artificiel; on verra plus loin les motifs de cette opinion, et je dirai donc que, dans le cas dont il s'agit, je crois que le devoir du médecin sera de provoquer l'accouchement entre le terme de huit mois et huit mois et demi au plus tard. A cette époque de la grossesse, d'après les relevés de M. Dubois, le diamètre bipariétal est de 80 à 82 millimètres; on obtiendra donc un passage facile et souvent spontané de la tête fœtale à travers un bassin dont l'ouverture présente au moins 9 centimètres, et s'il est nécessaire d'intervenir, une application de forceps aura facilement raison de la résistance. L'enfant est très-viable à cette époque et l'on aura, par un tel procédé, en laissant de grandes chances de vie à l'enfant, évité tous les inconvénients d'un accouchement laborieux.

Il est bien entendu toutefois que cette conduite n'est indiquée que pour les bassins qui ne présentent que 9 centimètres dans leur diamètre antéro-postérieur, pour tous ceux qui ont un moindre rétrécissement, il faut attendre le terme de la grossesse et se conduire pendant le travail comme nous l'avons indiqué précédemment.

Deux accouchements ont été faits dans cette condition à la Clinique, ce sont les n⁰ˢ 1 et 2 de mes relevés d'accouchements prématurés artificiels. Les mères avaient déjà eu des enfants, et on

avait eu quelque peine à les délivrer. On obtint, par le procédé
que j'indique, deux enfants vivants d'un poids raisonnable
(2,950 à 3,500 grammes), et les femmes se rétablirent parfaitement.

2° Le bassin offre un passage dont la plus grande étendue est
moindre que 9 centimètres, et dont la plus petite partie est de
6 centimètres. Que faire?

De toutes les questions qui peuvent se présenter en obstétrique, je ne crains pas de dire que celle-ci est la plus difficile à
résoudre. La conduite que j'ai vu tenir à mon maître est celle
que je suivrai toujours, aussi vais-je essayer de l'exposer le
plus clairement possible.

*La femme près de laquelle on est appelé est arrivée au terme
de sa grossesse, l'enfant est vivant.* — Le travail débute ou
bien il va commencer, le col est effacé, il faut attendre que
la dilatation se soit faite, non pas complétement, elle ne se
ferait jamais, mais que les bords de l'orifice se soient ramollis
et que cette ouverture soit dilatable. Le sommet se présente; on
rompt les membranes, puis on surveille attentivement la malade, ainsi que les battements du cœur fœtal. Lorsque le rétrécissement se rapproche de la section précédente, on peut encore
espérer que l'engagement se fera, que la tête se réduira, que
l'enfant est plus petit qu'à l'état normal, en un mot, que la
nature triomphera de l'obstacle; mais si au contraire les dimensions du bassin sont au-dessous de 7 centimètres et demi par
exemple, on n'a pas grand espoir d'obtenir une terminaison
spontanée. Néanmoins après avoir laissé les contractions s'exercer
pendant un temps raisonnable, 7 à 8 heures par exemple, si l'on
voit que les choses n'avancent pas (et il ne faut pas prendre pour
un progrès la présence de la bosse séro-sanguine qui se forme
sur l'occiput et qui peut faire croire à un engagement plus pro-
noncé que celui qui existe réellement), et que les pariétaux restent fixés contre l'obstacle et ne peuvent le franchir, à quelque

rétrécissement que l'on ait affaire de cette section, il faudra appliquer le forceps. On fait alors des tractions ; il s'agit de la vie d'un enfant ; et si, malgré les efforts, on ne gagne pas du terrain, il faut savoir se résigner. Le plus souvent, dans ces efforts d'extraction, l'enfant meurt, et la position change tout à coup; mais s'il vivait encore, et si, après avoir tenté pour lui ce qu'il est possible de faire, sans engager davantage la vie de la mère, la crâniotomie doit être pratiquée, dans ce cas le céphalotribe remplacera utilement le forceps. Il n'entre pas dans mon sujet de dire comment on pratique ces deux opérations, mais je crois devoir ajouter que toutes les difficultés ne sont pas vaincues lorsque la tête est bien saisie par le cépholotribe et bien broyée, surtout lorsque le rétrécissement est compris entre 7 et 6 centimètres. Il faudra encore bien des efforts pour extraire le corps du fœtus; c'est pour cela qu'il faudra ménager la mère, quand on se servira du forceps en vue des tractions, et par conséquent des pressions, des contusions que le bassin devra supporter à la fin de l'accouchement, même avec le céphalotribe.

Après ces données, la chose paraît toute simple, et la conduite de l'accoucheur réglée définitivement. Il n'en est rien. Toute la difficulté réside dans ce point : à quel moment faut-il suspendre les tractions avec le forceps et se servir du céphalotribe, l'enfant étant vivant? Le savoir, la pratique, l'expérience guideront mieux que toutes les dissertations. Le forceps est appliqué, la femme endormie, on fait des tractions d'abord douces, dans tous les sens, on cherche, on tâtonne, puis progressivement on augmente la force, et enfin on s'arrête. La malade ne dit rien, elle dort; le pouls est normal; on ausculte, les battements du cœur de l'enfant s'entendent très-bien. Il faut recommencer les tractions ; comme précédemment, on augmente peu à peu la force déployée, on arrête, on touche, et les choses sont toujours dans le même état. La femme dort toujours, le pouls est encore parfait et si le facies de la malade semble un peu fatigué, doit-on mettre cela sur le compte de l'opération ou sur les inhalations de chloroforme? On ausculte encore; si les battements du cœur ont cessé ou s'ils se ralentissent, la chose est jugée, et le céphalotribe doit terminer l'accouchement: mais si au contraire on les entend encore distinctement sous un rhythme normal, il faut avouer que la perplexité de l'opérateur est grande. Tous ces efforts ne sont pas sans danger pour la mère; la partie inférieure de l'utérus est fortement appliquée contre le détroit supérieur et comprimée entre ce détroit et la tête fœtale. Outre les accidents puerpéraux (métrite, péritonite, gangrène), suite possible de toutes ces contusions, n'a-t-on pas lieu de craindre des lésions d'un autre ordre, rupture de l'utérus au point qui correspond à l'angle sacro-vertébral, en travers, en avant à la partie qui s'appuie sur la symphyse pubienne, et d'autres accidents? Puis, l'enfant souffre forcément; cette ceinture de fer qui entoure sa tête latéralement, l'angle sacro-vertébral qui appuie d'un autre côté et la symphyse pubienne ailleurs, doivent troubler singulièrement la circulation cérébrale, ses os chevauchent et le cerveau est comprimé. La persistance donc des tractions avec le forceps a pour résultat presque certain de faire mourir l'enfant et de compromettre très-sérieusement la vie de la mère. Je me rappellerai toujours les paroles de M. Depaul dans un cas semblable. Après avoir par deux fois repris le forceps, sans amener de résultat, il se retourna vers les assistants, et nous dit : « Messieurs, j'ai fait tout ce qu'il était humainement possible de tenter pour faire naître cet enfant vivant ; je ne puis continuer davantage; il s'agit, pour moi, de songer à la mère. » Puis, il prit le céphalotribe et sacrifia le fœtus.

Si l'on avait affaire, dans un cas semblable, à une présentation de la face, la conduite du médecin resterait la même, si ce n'est toutefois que les efforts pour amener un enfant vivant seront moindres, parce que le fœtus ne résistera pas aussi bien que lorsqu'il s'avance par le sommet. Nous savons, du reste, que, dans ces sortes de présentations, l'intervention est toujours dangereuse, même dans un bassin normal, à plus forte raison dans un bassin vicié au degré dont nous nous occupons.

J'en pourrais dire autant des présentations de l'extrémité pelvienne : la difficulté de l'extraction de la tête et la compression du cordon pendant cette opération amèneront d'une manière inévitable la mort du fœtus. Cet état une fois reconnu, l'intérêt de la mère doit guider pour la suite de l'opération, et suivant que l'accoucheur pourra plus ou moins facilement manœuvrer dans l'excavation pelvienne, il devra diminuer le volume de la tête par la crâniotomie et appliquer le céphalotribe, ou bien pratiquer préalablement la section du cou pour pouvoir ensuite extraire plus facilement la tête. Le degré de rétrécissement du canal pelvien le guidera dans le choix des moyens.

Quant aux présentations de l'épaule, si l'on peut faire la version, c'est à cette opération qu'il faut avoir recours, et l'on ne doit pas compter sur le succès, puisque l'on retombe dans tous les inconvénients des présentations pelviennes. Si l'on ne peut pratiquer la version, c'est à l'embryotomie qu'il faudra s'adresser pour délivrer la malade.

Si l'on est sûr de la mort de l'enfant, et j'entends la mort soit avant, soit pendant le travail, mais avant toute intervention, les choses se trouvent simplifiées ; il est alors du devoir de l'accoucheur de supprimer les causes possibles d'accidents pour la mère, et de diminuer la longueur du travail. Aussi devra-t-on, après avoir attendu le temps nécessaire pour que l'accouchement se termine spontanément, si cela doit être, pratiquer la crâniotomie. On pourra après cette opération laisser à la nature le soin de terminer la délivrance, ce qui arrive ordinairement. Mais si, au bout de quelque temps ce résultat n'est pas obtenu, une application de forceps, si le bassin se rapproche de la limite supérieure, ou une céphalotripsie, s'il est au contraire plus voisin de la limite inférieure, viendront en aide aux efforts naturels. Il faudrait agir de même dans une présentation de la face, et quant à l'extrémité pelvienne ou à l'épaule, si la version préalable a été faite, et si les difficultés sont trop grandes pour l'extraction de la tête, on devra faire également une crâniotomie. Je ne parle que pour mémoire du cas où la version ne serait pas possible, puisque, l'enfant mort ou vivant, on est toujours obligé d'avoir recours à l'embryotomie.

*Si la femme dont le bassin est rétréci dans les limites dont nous nous occupons en ce moment demande des soins avant son terme, que convient-il de faire?* — Pour résoudre cette question il est absolument nécessaire de prendre en considération la division que je viens d'établir dans les tableaux qui précèdent : 1ʳᵉ *Série*, bassins compris entre 7 1ǀ2 et 9 centimètres.

En examinant les résultats de mes relevés, on voit que 45 fois sur 144 l'accouchement s'est terminé spontanément, c'est-à-dire que près du tiers des femmes qui sont venues accoucher à la Clinique dans les conditions qui nous occupent n'ont pas eu besoin d'aide pour mener à bonne fin leur grossesse. Aussi devons-nous en déduire cette conduite pour l'accoucheur, qu'il devra, chez une primipare, attendre le terme normal, espérant, s'il se présente quelques difficultés, terminer l'accouchement par une application de forceps. Cette opération faite dans des bassins de ce rétrécissement a en effet donné des résultats assez favorables pour la mère et pour l'enfant, puisque nous trouvons que 7 enfants seulement sur 49 ont succombé. Si l'on ajoute les résultats de la terminaison spontanée et l'application de forceps dans ces circonstances, on trouve que sur 94 accouchements on a obtenu plus des trois quarts des enfants vivants. Ces chiffres sont assez éloquents pour me dispenser de tout autre commentaire ; en effet, à quoi pourrait-on donner la préférence ? A l'accouchement prématuré ou au régime débilitant ?

Pour le premier de ces deux moyens que nous examinerons complétement plus loin, sur 15 accouchements faits dans ces conditions, nous trouvons 5 enfants morts, résultat beaucoup moins favorable que la terminaison spontanée ou par le forceps.

Quant au régime débilitant qui peut rendre service dans ces cas-là, comme il n'est pas possible de l'appliquer dans un hôpital, nous n'avons aucune statistique à produire, et nous verrons plus loin ce que l'on peut en attendre.

Si les femmes ne sont pas primipares, et si surtout des accouchements antérieurs laborieux indiquent que ces malheureuses ont le triste privilége de mettre au monde des enfants volumineux, le médecin ne doit plus attendre le terme de la grossesse, puisque, selon toute probabilité, il lui faudra sacrifier l'enfant en pratiquant des opérations également dangereuses pour la mère, son devoir étant de sauvegarder les deux existences, ce sera à l'accouchement prématuré artificiel qu'il lui faudra avoir recours. Mais à quelle époque faudra-t-il opérer? Nous avons supposé avoir affaire à des bassins ayant de 7 centimètres et demi à 9 centimètres. En conséquence, ce sera à partir de huit à huit mois et demi au plus tard qu'il faudra intervenir. Dans un de nos chapitres précédents, nous avons vu, en effet, qu'à cette époque de la vie intra-utérine, le diamètre bi-pariétal de la tête du fœtus variait entre 80 et 82 millimètres, on pourra espérer la terminaison spontanée dans un bassin ayant un rétrécissement qui se rapprocherait de 9 centimètres, et au contraire, une application de forceps sera nécessaire si le bassin n'a que 7 centimètres et demi dans son diamètre antéro-postérieur; mais cette opération ne présentera pas de grandes difficultés, parce que la tête peut se réduire d'un centimètre à un centimètre et demi, et qu'ainsi on aura un diamètre bipariétal de 7 centimètres environ à faire passer dans un bassin de 7 centimètres et demi, opération facile. On peut s'étonner que nous conseillons ce procédé à huit mois et non à sept mois et demi, par exemple, où l'on aurait quelques chances de voir une terminaison spontanée ; mais, en considérant à la fois l'intérêt de la mère et celui de l'enfant, il est du devoir de l'accoucheur d'attendre le plus possible pour rendre les chances de vie plus grandes pour l'enfant, en n'exposant la mère qu'à une opération qui ne présente pas grands dangers. C'est ainsi que nous avons vu, dans nos relevés, où cette opération tentée chez 9 femmes dont les accouchements précédents avaient été laborieux et avaient donné lieu à de mauvais résultats, qu'il a été possible d'obtenir 6 enfants vivants et dans de bonnes conditions d'existence pour l'avenir.

Si le bassin fait partie de ceux que nous avons rangés dans la deuxième série, c'est-à-dire si le diamètre antéro-postérieur est compris entre 6 et 7 centimètres et demi, on ne saurait pas compter sur une terminaison spontanée, puisque nous n'en trouvons que peu d'exemples dans nos relevés. Il est donc impossible d'attendre le terme de la grossesse ; il faut agir. Deux moyens sont en présence : ou bien attendre le terme de la grossesse et sacrifier l'enfant pour sauver la mère, ou bien tenter à la fois d'obtenir un enfant vivant, sans pour cela exposer la mère à un trop grand danger. Si nous examinons la statistique que l'on peut établir entre la céphalotripsie et l'accouchement prématuré artificiel pratiqués dans des bassins de dimensions telles que je l'ai indiqué plus haut, on voit :

Sur 23 accouchements prématurés on a obtenu 9 enfants vivants et 6 femmes succombèrent.

Sur 52 céphalotripsies, 15 femmes succombèrent.

En prenant la proportion, on a 1 femme morte sur 3,83 pour le premier procédé, et une femme morte sur 3,46 dans le second. Les différences, comme on le voit, sont très-minimes ; mais si l'on fait entrer en ligne de compte les 9 enfants vivants que l'on a obtenus dans le premier cas, et le sacrifice qu'il a fallu faire, dans le second, de tous les enfants, je crois qu'on ne saurait hésiter dans le choix des moyens, et que l'accouchement prématuré artificiel devra toujours être préféré à la céphalotripsie, en pareil cas. Pour justifier l'emploi de ce moyen, nous dirons donc avec M. Depaul : « Que la vie de l'enfant doit être prise en très-sérieuse considération, et que des efforts conservateurs doivent être tentés dans de très-larges limites. » Les chiffres que nous citons ont une éloquence incontestable, et l'on ne saurait, après les avoir compulsés, avoir une autre opinion.

Mais à quelle époque devra-t-on pratiquer l'accouchement prématuré? Pour avoir quelques chances de succès du côté de l'enfant, et pour ne pas faire retomber la mère dans tous les inconvénients d'un accouchement laborieux, ce sera entre sept mois et demi et huit mois et une semaine, au plus, que l'on pourra tenter l'expulsion de l'enfant. Nous voyons, en effet, d'après les relevés de M. Dubois, qu'à sept mois et demi, le bipariétal de la tête fœtale mesure 7 centimètres 55 millimètres en moyenne, ce sera donc là la limite maximum pour faire passer cette tête dans un bassin de 6 centimètres; il faut, pour cela, compter sur la réduction, sur le chevauchement des os, sur la largeur des fontanelles et des sutures, ce qui peut faire gagner 1 centimètre et demi. Il serait difficile d'abaisser encore le degré auquel on peut opérer, sans exposer l'enfant à mourir quelques jours après sa naissance. Nous savons, en effet, que la loi admet, comme terme de viabilité, six mois de vie intra-utérine. Les accoucheurs sont tous d'accord pour affirmer que ce n'est qu'à grand'peine que l'on peut élever un enfant de sept mois et demi et à plus forte raison de sept mois. On rencontre souvent dans le monde des gens qui affirment avoir vu très-bien portants des enfants nés à sept mois; mais le contrôle de ces naissances hâtives n'est pas suffisant et jusqu'à plus ample information, je resterai dans le doute, pour ces cas que l'on regarde comme peut-être trop fréquents. Pour moi, c'est une exception, et j'aurai toujours les plus grandes craintes pour la vie d'un enfant né dans de semblables conditions.

Pour ne rien omettre, il nous faut aussi considérer le cas où l'enfant serait mort soit avant l'intervention, quelle que soit l'époque à laquelle se présente la malade, ou si la mort arrive pendant le travail ou l'intervention. 1° Lorsqu'une femme ayant un bassin vicié dans la limite dont nous nous occupons en ce moment vient demander les soins d'un médecin après la mort de son enfant, et si le terme de la grossesse n'est pas encore arrivé, le mieux est d'attendre. En effet, le travail se déclarera tôt ou tard, et l'enfant ayant cessé de vivre, ses dimensions ne pourront augmenter. De plus, s'il reste quelques temps dans l'œuf, il se macérera et les os pourront, en chevauchant les uns sur les autres, diminuer considérablement le volume de la tête. Dans tous les cas, lorsque les contractions utérines se seront exercées pendant un temps suffisamment long, une application de forceps avec une craniotomie ou une céphalotripsie, ce qui sera plus rare, viendront facilement à bout de l'obstacle.

2° Si l'enfant meurt pendant le travail, avant l'intervention, comme il ne faudra pas compter sur la macération pour rendre plus souple et plus réductible la tête fœtale, je pense que de prime abord la céphalotripsie précédée de la perforation du crâne devra être préférée à tout autre moyen. J'en dirai autant du cas où, après des tractions par le forceps, on se sera assuré que l'enfant a cessé de vivre. Je me suis assez étendu dans un autre chapitre sur les précautions à prendre afin de s'assurer de l'état de l'enfant pour ne pas y revenir ici : Je ne saurais trop recommander les plus grandes précautions avant d'opérer dans ce sens, l'effet produit par le cri d'un enfant extrait après une céphalotripsie est tel qu'il suffit de signaler cet horrible accident pour que l'opérateur prenne les soins les plus minutieux, afin de ne pas assister à un semblable spectacle.

3° Le bassin est rétréci de manière à n'offrir qu'une ouverture de 6 centimètres, ou moins de 6 centimètres.

Comme dans les paragraphes précédents deux cas peuvent se présenter :

*La femme est arrivée au terme de sa grossesse, l'enfant*
*est vivant*

Nous arrivons au point le plus délicat de la question qui nous occupe : En effet l'enfant ne peut passer vivant par le canal pelvien, et si on lui fraye une autre voie, ce sera par l'hystérotomie. La petite statistique que j'ai faite n'est guère favorable à cette opération. Sur 4 cas, 4 femmes sont mortes. Dans les grands centres de population comme Paris, l'opération césarienne a toujours eu un résultat déplorable, et cependant on se trouve quelquefois obligé d'y recourir. M. Depaul pense que lorsque le rétrécissement est compris entre 4 et 6 centimètres, quels que soient les dangers de la céphalotripsie, c'est encore à celle-ci qu'il faut recourir. En effet, en songeant que par l'hystérotomie on condamne, au moins à Paris, la femme à une mort certaine, en calculant tous les accidents qui peuvent assaillir l'enfant dans le premier âge, il est préférable de sacrifier ce dernier en laissant à la mère quelques chances de vie : 3 céphalotropsies pratiquées dans des bassins de 5 centimètres et demi, ont permis en effet de sauver les 3 femmes. J'aurais voulu pouvoir abaisser encore la limite fixée par mon maître, et j'avais pensé que la céphalotripsie répétée de M. le professeur Pajot pouvait en effet me donner ce résultat. J'ai bien vu dans la brochure qu'il a fait paraître sur ce sujet que M. Pajot conseille la céphalotripsie dans les rétrécissements qui dépassent 27 millimètres, limite au-dessous de laquelle l'introduction de l'instrument n'est plus possible. Les conseils et les procédés qui sont exposés doivent en effet assurer le succès dans quelques cas, malheureusement les observations manquent à l'appui de cette doctrine, et sur 7 cas qui sont reproduits *in extenso*, 6 appartiennent à des bassins de 5 à 6 centimètres, et le 7°, qui s'applique à un rétrécissement de 36 millimètres, n'a pas eu de bons résultats. Jusqu'à ce que de nouvelles observations viennent donner une approbation à la théorie de M. Pajot, force reste de conclure avec mon maître, M. le professeur Depaul, et de dire qu'au-dessous de 4 centimètres, l'enfant étant vivant, c'est à l'opération césarienne qu'il faut s'adresser. Je ne serais pas éloigné de penser comme M. Guéniot, que l'opération césarienne peut être tentée d'une façon plus générale lorsque la malade se trouve dans des conditions hygiéniques spéciales. On compte en effet des succès assez nombreux dans les campagnes pour se laisser aller à vouloir résoudre ce difficile problème : sauver à la fois la mère et l'enfant.

En traitant plus loin de l'opération césariennne, nous verrons qu'il est certaines précautions à prendre pour mettre de son côté toutes les chances de succès, et que si on pratique par exemple l'hystérotomie au début du travail, avant la rupture de la poche des eaux ou quelques heures seulement après cette rupture, on obtient presque toujours un enfant vivant.

Si l'enfant se présentait par l'épaule, la version pelvienne étant impossible, je crois que l'opération césarienne devrait être pratiquée, le bassin ayant un peu plus de 4 centimètres dans son diamètre antéro-postérieur. Si en effet on se décidait à sacrifier l'enfant, se serait à l'embryotomie qu'il faudrait s'adresser ; or on verra tous les dangers de cette opération pour la mère. Le travail est très-long, les manœuvres très-difficiles, et lorsque après bien des efforts on est parvenu à extraire le tronc, il faut avoir recours à la céphalotripsie pour obtenir la tête. Exposer la mère à de si grands dangers, et sacrifier l'enfant ne me semble pas sage, et cette fois encore la grande discussion de savoir s'il nous appartient de décider de la vie d'un être vivant trouve des partisans et des contradicteurs. Ces cas sont heureusement si rares qu'il n'y a pas de statistique à fournir et l'on est obligé de s'en rapporter à sa conscience.

Supposons maintenant que l'enfant ait cessé de vivre au moment où la femme se présente. Quel que soit le terme de la grossesse, et tant que le rétrécissement permettra l'introduction des instruments, c'est à l'embryotomie, ou à la céphalotripsie qu'il faut recourir. Les raisons qui me font ainsi penser sont celles-ci : puisqu'on ne peut pas avoir d'enfant vivant, toute la sollicitude du médecin doit donc se reporter sur la mère ; or, comme dans les grandes villes l'opération césarienne est toujours mortelle, il ne faudra y avoir recours que lorsqu'il sera complétement impossible de délivrer la femme par un autre moyen.

*Si la femme n'est pas à terme, que convient-il de faire?*

Les dangers auxquels les femmes sont exposées par la céphalotripsie, l'embryotomie ou l'opération césarienne dictent la règle de conduite à tenir. Je n'hésite pas à déclarer que lorsque l'on est appelé à temps, l'enfant doit être sacrifié par l'avortement provoqué dans les premiers mois de la grossesse. Si au contraire les soins et les conseils ne sont réclamés que lorsque la femme est arrivé au terme de 7 1/2 à 8 mois et plus de sa grossesse, il faut encore provoquer l'accouchement dans les bassins au-dessus de 4 centimères, car nous avons vu qu'à terme dans ces conditions la céphalotripsie était l'opération que l'on devait préférer ; mais si l'enfant est moins volumineux, cette opération se fera plus facilement et la mère sera dans de meilleures conditions de rétablissement. Si le bassin est au-dessous de 4 centimètres, la question devient encore plus embarrassante, et je crois que tant que le passage des instruments sera possible, il sera préférable d'avoir recours à l'accouchement provoqué, surtout si la grossesse n'est que de 8 mois au plus ; la petitesse du fœtus et la facilité de reductibilité permettra de délivrer la femme dans des conditions encore passables. Au-dessus du terme de 8 mois dans un bassin rétréci à ce point que le diamètre antéro-postérieur n'a pas 4 centimètres, malgré toutes les chances défavorables de l'opération césarienne, je crois que c'est le seul moyen à employer. J'ajouterai cependant qu'il est du devoir du médecin qui a un mois devant lui pour réfléchir, à prendre toutes les précautions capables de lui assurer un succès et qu'il ne doit pas négliger par exemple de faire déplacer la malade en l'installant assez loin d'un grand centre pour réunir les meilleures chances de succès.

B. **Le rétrécissement siége au détroit inférieur.**

Nous avons vu que le diamètre du détroit inférieur, dont le rétrécissement pourra amener quelques difficultés au moment de l'accouchement, est le diamètre transverse ou bi-ischiatique. Le rachitisme, qui est la cause la plus fréquente des déformations de cette partie, laisse presque toujours des traces évidentes sur le détroit supérieur, de sorte que c'est à peine si l'on a des dispositions particulières à prendre dans ces cas. Toutefois nous avons vu que l'on pouvait admettre également des pressions latérales dans l'enfance ou pendant le travail de l'accouchement, comme cause de la mauvaise conformation.

Ce que nous avons dit pour le détroit supérieur s'appliquera parfaitement aux rétrécissements du détroit inférieur ; mais il se présente une difficulté : c'est la mensuration du degré de rétrécissement.

Il n'y a jusqu'ici d'autre instrument pour la mensuration interne de ce détroit que le nouveau pelvimètre construit sur les données de M. Depaul, et encore faudrait-il que l'expérience vînt confirmer les espérances conçues sur son emploi.

Quant à la mensuration externe, les procédés laissent beaucoup à désirer : il faut placer chaque pointe d'instrument sur la partie la plus saillante des tubérosités de l'ischion, et la distance une fois prise, retrancher pour chaque côté l'épaisseur qui sépare cette partie saillante de la surface interne, c'est-à-dire la moitié de l'épaisseur de la tubérosité elle-même pour un des côtés, et la même chose pour l'autre, autrement dit, l'épaisseur totale d'une tubérosité ; mais il faut encore tenir compte, comme dans toute mensuration externe, de la différence individuelle présentée par les os et surtout des modifications subies par le tissu osseux par la maladie, cause du rétrécissement. Ajoutons à cela que les parties molles qui recouvrent tout le squelette dans cette région sont fort épaisses, que l'on ne saura jamais au juste à quel point de la tubérosité ischiatique on a placé l'instrument, de plus elles glissent facilement sur les os ; toutes ces conditions réunies font qu'on ne peut pas se rendre un compte exact du rétrécissement du diamètre transverse au détroit inférieur. Il faut également faire entrer en ligne de compte la hauteur de l'arcade pubienne, chose difficile encore à calculer, et cependant nécessaire, car si le diamètre transverse est plus court qu'à l'état normal, et si l'arcade pubienne est plus affaissée, on peut rentrer dans l'état général et ne pas avoir à s'occuper d'un rétrécissement qui n'est que relatif. Le doigt seul et l'habitude permettront d'évaluer le rétrécissement dans cette partie, aussi doit-on laisser beaucoup à l'expérience et à la sagacité de l'opérateur. On ne peut pas, comme pour le détroit supérieur, poser une règle de conduite à peu près fixe pour un degré de rétrécissement qui ne sera connu que d'une façon très-approximative.

Dans nos tableaux on peut remarquer sept cas de rétrécissement au détroit inférieur, deux fois seulement le degré a été indiqué, encore n'était-il pas très-grand (7 1/2 cent. et 9 cent.). Il est bon de dire que jamais le détroit inférieur ne sera rétréci d'une façon un peu remarquable sans que le détroit supérieur le soit de son côté considérablement. Ainsi je crois ne pas avancer d'erreur en disant que le détroit inférieur n'aura jamais un rétrécissement de 6 centimètres par exemple sans que le détroit supérieur n'en présente pas un semblable, parce que dans ces cas-là le rachitisme, comme nous l'avons vu, doit imprimer les traces de son passage sur le détroit abdominal placé entre les parties supérieures et les parties inférieures du corps, bien plutôt que sur le détroit inférieur placé en dehors de ces prévisions. Les degrés moindres peuvent à la rigueur s'expliquer par la complication des pressions extérieures latérales qui seraient venues seconder l'action déformatrice du rachitisme. D'après ces données, je ne crains pas de dire que l'on devra, chez une primipare, laisser la grossesse aller jusqu'à terme, dans l'espoir que les efforts naturels viendront à bout de la résistance offerte par le détroit rétréci; ou que s'il est nécessaire de venir en aide, une simple application de forceps sera suffisante. Faut-il ajouter que si le forceps ne peut extraire l'enfant ou arrive à la craniotomie? Ces cas sont assez rares pour qu'on puisse compter sur un meilleur résultat. Si la femme n'était pas primipare, les accouchements précédents fourniront d'utiles enseignements. Ainsi, la femme a-t-elle eu un ou plusieurs accouchements laborieux avec des enfants morts, il sera sage, en s'entourant de tous les moyens possibles pour obtenir une appréciation à peu près exacte du degré de rétrécissement, d'avoir recours à l'accouchement prématuré artificiel dans les limites que nous avons indiquées pour le détroit supérieur, en tenant compte du rapport qui doit exister entre le diamètre bipariétal de la tête de l'enfant, le diamètre transverse du détroit inférieur, et de la réduction que l'on peut espérer par le chevauchement des os du crâne.

Si l'on avait affaire à un bassin vicié de telle sorte que le détroit supérieur présentant un rétrécissement dans son diamètre antéro-supérieur, le détroit inférieur en présentât une plus considérable dans son diamètre transverse, ce sera la mesure de ce dernier qui devra servir de guide dans le choix des moyens à employer pour arriver à un bon résultat, en suivant l'exposé que nous avons fait en parlant du détroit supérieur.

Je n'ai fait aucune supposition de présentations, de l'âge de la grossesse, etc... Tout ce qui a été dit dans le chapitre précédent peut s'appliquer à celui-ci en considérant les cadres de rétrécissements que nous avons fait établir comme pouvant être tracés pour le détroit abdominal aussi bien que pour le détroit périnéal.

On peut voir dans nos tableaux que nous avons indiqué le rétrécissement comme siégeant dans l'excavation ; je ne dirai rien ici de cette variété, en faisant remarquer qu'il est très-rare que la cause de ce vice de conformation siége dans les os alors que le détroit supérieur et le détroit inférieur ont conservé leurs dimensions normales. La seule cause serait, dans ces cas-là, la projection en dedans des épines sciatiques qui rétrécirait effectivement le canal pelvien ; mais on ne rencontre que très-rarement cette déformation et c'est à tort que l'on a attribué à la saillie de cette éminence dans l'intérieur du bassin les enfoncements que présentent quelquefois la tête du fœtus après un passage forcé à travers le bassin frappé d'angustie.

Nous ne croyons pas devoir donner d'indications spéciales pour ces cas fort rares ; le plus souvent les épines sciatiques ne rétrécissent que fort légèrement le bassin lorsqu'elles sont tournées vers l'intérieur, et toujours les choses se termineront spontanément ou à l'aide d'une simple application de forceps.

Paris. A. PARENT, imprimeur de la Faculté de Médecine, rue Mr-le-Prince, 31.